잘되면 신선, 못되도 무병장수의 건강이 남는다

不老長生

神氣치료와 仙道요법

高藤聡一郎 엮음
이 청 림 편역

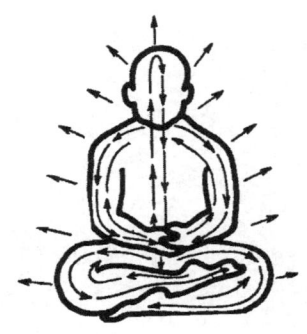

太乙出版社

지은이의 말 ✽

다만 올라가는 자가 신선이 된다

　선도(仙道)는 중국 5천년의 문화가 낳은 육체와 정신의 독특한 동시 단련법(鍛鍊法)이다.
　그 근원이 되어 있는 것은 기(氣)라고 하는 불가사의한 에네르기이다. 선도(仙道)에서는 불로장수(不老長壽)를 얻는 것도, 깨달음을 여는 것도 모두 이 힘에 의해서 가능한 것으로 보고 있다. 또한 기(氣)는 곧 신(神)이다.
　일본이나 한국에서도 최근에는 한방(漢方) 또는 침구의학(針灸醫學), 태극권(太極拳) 등이 성행되어서 그런지는 몰라도 기(氣)에 대하여 차츰 많은 관심을 가지게 되었다.
　그러나 인접국인 중국에 비한다면 문제가 되지 않을 정도로 아직까지는 이해심이 부족하다.
　중국에서는 철학을 비롯하여 과학, 의학, 점술 등 대체로 체계(體系)를 가진 학문이라면 우선 기(氣)의 사고방식이 들어 있지 않은 것이 없다. 서양의 문화를 받아들인 근세 이후에도 그 사태는 변하지 않고, 역으로 서양 과학의 기(氣)를 이해하려고 하는 방향으로 흐르고 있다.
　그 속의 하나가 침구(針灸)에 가까운 경락학(經絡學)으로써 인체전기(人體電氣)의 사고방식을 도입하여 거의 확실한 기(氣)의 루우트의 존재를 밝혀 주고 있다.
　또 하나는 기(氣) 그 자체를 과학의 대상으로 하는 경향이 있다. 형태가 없는 것을 대상으로 상당히 고심은 하고 있으나 흐릿하게나마 중국 병법의 불가사의로 되어 온 기문둔갑(奇門遁甲) = (方位學)이나 땅의 기(氣)의 인간에 대한 영향을 푸는 풍수(風水)의 실체가 해명되어 가고 있다.

　선도(仙道)는 바로 이 두 분야에 걸친 학문이다. 그렇다고 해서 학교에서 하는 것 같은 학문은 아니다. 오직 내 자신이 내 자신의 몸을 이용하여 기(氣)라고 하는 것을 얻기 위한 실천법이라고 하는 것이 옳을 것이다.

　그 방법만 틀리지 않는다면 누구라도 기(氣)가 인간의 몸안에나 이 드넓은 천지의 어떠한 곳에도 넘쳐 흐르고 있다는 것을 알게 될 것이다. 그렇게 되면 지금까지 알지 못했던 우주의 법칙같은 것을 이해하게 될 것이다. 이러한 것으로 미루어 볼 때, 건강이나 불로장수 같은 것은 작은 것이 된다. 「요가」나 초능력(超能力)의 훈련을 열심히 하면 같은 것을 알게 될른지 모르나, 선도(仙道)에서 본다면 그 수행법(修行法)은 근본적으로 달라 보인다. 쾌락을 추구하면서 하는 것이다.

　저자도 해외 방랑과 술로 인하여 완전히 몸을 상했다. 어떻게 할 수 없는 상태에 있을 때 대만에 살고 있는 선인(仙人)을 만나게 되어 살아난 것이다. 그것도 여자를 안으면서도 수행(修行)할 수 있다는 점이 마음에 들었기 때문에 수행했다고 하니 사뭇 부끄러운 마음이 든다. 그래도 아무 일 없었던 것이다.

인간, 어디까지나 나는 인간이기를 바란다. 금욕이나 고행(苦行)으로 겨우 깨달음을 열게 되는 정도라면 속인(俗人)으로 충분하다. 선인(仙人)과 속인(俗人)과의 차이는 별로 다른 것이 없다. 다만 사람이 산(山)에 있는 것을 선인(仙人), 계곡에 있는 것을 속인(俗人)이라고 부르고 있을 뿐이다. 아뭏든 올라가면 되는 것이다. 그렇다고 결코 험준한 길을 가는 것은 아니다. 선도(仙道)는 그것을 가르치고 또 깨달음까지 열어 주게 된다.
　이 책은 이 쾌락구도법(快樂求道法)의 본가(本家) 선도(仙道)의 수행법(修行法)에 대하여 될 수 있는 한 상세하게 다루었다.
　그러나 내용은 거기서 그치지 않고, 아직은 일본이나 한국에서는 그다지 알려지지 않고 있는 기(氣)의 과학적 탐구에도 페이지를 할애했다. 유사한 종류의 책 가운데서 가장 진실한 내용의 책이라고 저자는 자신있게 말하고 싶다. 한 사람이라도 더 많은 사람이 이 책으로 인하여 올바른 선도(仙道)의 모습을 알고, 기(氣)에 대해서 이해해 준다면 다행으로 생각한다.
　마지막으로 이 책을 출판하는 데 있어서 많은 조언을 해 주신 출판사의 사장님과 대만의 허진충 선인(仙人), 그리고 진행을 맡아 주신 편집국 내의 여러분들, 그 밖에 도와주신 여러 선생님께 면을 통해서나마 심심한 감사의 뜻을 드린다.

저자 다까후지 소오이찌로오 씀.

* 옮긴이의 말

신선과 인간의 차이

인간은 신선이 될 수 없는 것일까? 옛부터 많은 사람들이 신선의 경지에 오르고자 무한한 노력을 경주하였다. 그 결과 의외에도 많은 사람들이 그 목적을 달성하여 범인(凡人)과는 다른 삶을 살다가 천계(天界)로 올라갔다고 한다.
그렇다면 신선(神仙)이란 어떤 사람을 말하는가?
신선이란 다름아닌 자기 자신의 의식과 기(氣)를 자유 자재로 운용할 줄 아는 사람이다. 인간의 정신력의 바탕이 되고 있는 의식과 기(氣)는 바로 인간의 생명력의 원천인 것이다. 이 생명력의 원천인 의식과 기를 자유자재로 컨트롤 할 수 있다는 것은 확실히 인간의 범주를 벗어나는 경지인 것이다.
이 책은 보통 사람들로 하여금 신선의 경지에 오를 수 있는 비결을 가르쳐 주고 있다. 나는 이 책을 읽는 순간 가벼운 마음으로 시작하여 의외에도 평생동안 즐거움 속에서 무병장수를 누리는 신선의 경지에 누구든지 접근할 수 있다는 확신을 가질 수가 있었다. 지은이의 말마따나 '잘되면 신선, 못돼도 무병장수의 건강은 남을 수 있는 일'이니, 신선에의 도전이야말로 그 아니 바람직한 일인가?
이 나라 국민 모두가 다 신선의 경지에 올라 자연이 내려준 최대의 특혜를 누렸으면 하는 바램이다.

옮긴이 이 청 림 씀.

차 례

* 지은이의 말 / 다만 올라가는 자가 신선이 된다 ………… 3
* 옮긴이의 말 / 신선과 인간의 차이 ……………………… 6

제1장 / 나의 선도 수업(仙道修業)
 지금도 살고 있는 800살의 선인 ………………………… 10
 어학광(語學狂)에서 선도광(仙道狂)으로 ……………… 21
 선도(仙道)와의 만남 ……………………………………… 31
 올까르트 선인 ……………………………………………… 36

제2장 / 선도(仙道)란 무엇인가
 재미있는 중국인의 사상 …………………………………… 42
 도교(道敎)와 선도(仙道) ………………………………… 50
 선도의 역사와 파벌 ……………………………………… 57

제3장 / 수수께끼의 힘 '기'
 중국 선도(仙道)와 기(氣)의 구성 ……………………… 66
 정(精)이야말로 행동력의 근원이다 …………………… 68
 몸 속을 도는 기(氣)의 불가사의 ……………………… 71
 기(氣)와 피(血)와의 관계 ……………………………… 75
 의식과 무의식을 장악하는 불가사의한 힘 …………… 77
 인체전기(人體電氣)와 선도의 기(氣) ………………… 81
 기는 전기(電氣)인가 ……………………………………… 86
 기(氣)와 전기(電氣)의 만남 …………………………… 89
 자연계의 자기(磁氣)와 선도(仙道) …………………… 91
 기(氣)의 학문-기문둔갑(奇門遁甲)의 신비 ………… 94

제4장 / 중국 의학과 기(氣)의 운용(運用)
오행팔괘(五行八卦)의 철학 ·················· *100*
한방・침구・태극권과 선도 ·················· *112*

제5장 / 선인의 몸을 만드는 음식과 체조
우선 정력(精力)을 키우자 ·················· *122*
가까운 데 있는 선도 건강식 ················ *130*
응용자재(應用自在)의 선도 체조 ············· *144*
백병(百病)을 치료하는 도인(導引) ··········· *152*
사방 석 자 넓이에서 할 수 있는 동공(動功) ······· *171*

제6장 / 선인이 되기 위한 기초 천단법
호흡이론(呼吸理論) ························ *194*
호흡으로 병을 고치는 법 ···················· *198*
선도의 첫걸음 — 소주천(小周天) ············· *207*
만병치료의 약 — 소약(小藥) ················ *231*

제7장 / 의식으로 기(氣)를 움직인다
방중술(房中術)에서 직접 채기법(採氣法)으로 ······ *236*
의식에 의한 혈(穴) 건강법 ·················· *244*

제8장 / 정신 수련이야말로 선인에의 길
매일의 정신 수련 ·························· *252*
감정의 발산 훈련 ·························· *257*
이성(理性)을 키우는 훈련 — 의식의 강화법 ······ *261*
염(念 — 생각)은 인생을 바꾼다 ·············· *267*

제1장

나의 선도(仙道) 수업(修業)

지금도 살고 있는 800살의 선인 • *10*
어학광(語學狂)에서 선도광(仙道狂)으로 • *21*
선도(仙道)와의 만남 • *31*
올까르트 선인 • *36*

지금도 살고 있는
800살의 선인(仙人)

대만의 대북이라고 하면 쇠퇴했다고는 하나 남성 천국의 맷카이다. 다른 동양인들은 남국의 밤에 피는 요염한 꽃에 몸도 정신도 빼앗겨 버리고, 낮에는 햇빛에 눈이 부시어 이 거리에 남아 있는 옛 중국의 무형문화에 관심을 가지려고도 하지 않는다.

모른다고 하는 것은 유감스러운 일이다. 그런데 여기서는 이미 옛날에 중국대륙에서 쇠망되었을 것이라고 생각되는 옛 중국의 정통이 아직도 남아 있는 것이다. 공자(孔子)의 자손도 한말(漢末)의 오두미도(五斗米道)로 유명한 장도릉의 64대 째의 자손도 대륙에서 건너와서 면면이 전통을 보존하고 있다.

또 중국의 국기(国技)인 권법(拳法)에 있어서도 많은 명인들이 건너와서 그 기술 수준은 대륙보다 우수하다고 한다. 손자(孫子)나 제갈공명 등으로 알려진 군사(軍師)의 학문을 오늘날에도 가르치고 있는 선생이 있어서 중산북로(中山北路)라고 하는 번화가에서 숙(塾)을 열고 있다. 점술도 성행하여 중국 감여학회(堪輿学会)와 중국 역학회 외에도 크고 작은 학회가 점술을 향상시키기 위하여 파벌을 초월하여 항상 토론회와 합동연구회를 열고 있다.
　침구(針灸)도 한방(漢方)도 국가시험이 시행되고 있어서 우수한 의사를 계속 배출시키고 있다.
　그리고 중국의 초인적(超人的)인 이미지를 대표하는 선인(仙人)도 많이 이 거리에 은거하고 있다.
　대북시 남쪽의 담수하(淡水河)에는 삼면으로 싸여 있는 동원가(東園街)라는 곳이 있다. 중심부의 발전에서 제외된 그러한 곳이다.
　이 곳에 나의 스승이라고 할까, 친구라고 할까, 아뭏든 대만의 선인(仙人) 사회에서 유명한 허진충(許進忠)이라고 하는 선인(仙人)이 살고 있었다. 그의 집도 청빈한 선인(仙人)의 예처럼 조금도 다름이 없었다. 생활하는데 있어서는 결코 풍부하지 못했다. 그럭 저럭 겨우 먹고 살아가는 형편이었다.
　선인(仙人)이라고 하면 흰 옷을 입고 깊은 산 속에 살며 안개를 먹고 사는 불로불사(不老不死)의 노인의 이미지가 떠오르지만, 선인(仙人)으로서 태어날 때부터 노인이었던 것은 아니다. 전설에서는 노자(老子)는 어머니의 뱃속에 있기를 70여년, 그리하여 태어날 때부터 백발 노인이었다고 한다. 그러나 이것은 거짓말이며 그 이외에 노인으로 태어난 선인(仙人)의 이야기는 들어보지 못했다. 선도(仙道)를 하면 모두 노인이 된다면 누구나 선도(仙道) 같은 것은 하지 않을 것이다.

 허씨도 물론 노인으로 태어난 선인(仙人)은 아니다. 그리고 이제 겨우 40세가 넘은 사람이다.

 허씨가 선도(仙道)를 시작한 것이 16세. 고등학교에 들어가서 곧 시작한 것이다. 선도(仙道)를 시작한 동기는 젊을 때 누구나 한 번은 꿈꾸게 되는 슈퍼맨이 되고 싶다는 희망과, 선도(仙道)의 깊은 곳에 다다라 넓고 깊은 중국문화의 원천(源泉)에 접촉해 보고 싶었기 때문이라고 한다.

 스승을 찾아 입문(入門)을 간청하여 열심히 수행(修行)한 결과 25세에 비전(秘伝)인 대주천(大周天)이라고 하는 수업까지 마치게 되었다.

 이 대주천(大周天)을 이해하기 위해서는 지금 일본에서 화제가 되어 있는 밀교(密教) 요가의 오의(奧義) '근다리니법'이나 티벳・라마교의 중맥법(中脈法)에 해당되는 어려운 수업을 마쳐야 한다.

 그는 남이 생각하고 있는 것을 알아맞추기도 하고, 암과 같은 불치의 병을 간단하게 고치기도 하며, 최고 열 여섯 시간 동안이나 호흡을 중단시키기도 한다. 거기다가 자율신경을 마음대로 콘트롤할 수가 있어서 심장의 운동을 빠르게 할 수도 있고, 중단시킬 수도 있다. 아뭏든 자기 자신의 몸을 자유자재로 한다.

 내가 그를 찾아가야겠다고 마음 먹은 것은 오래 동안의 해외 방랑으로 인해 내장이 엉망진창이 되었기 때문이다.

한때는 반생반사(半生半死)가 되어 필사적으로 치료에 임했다.

의사, 한방약, 태극권(太極拳), 침구(針灸), 식이요법, 초능력 등 모두 해보았으나 아무 효력이 없었다. 선도(仙道)를 알게 된 것은 그러한 치료 도중에서였다.

어느날이었다. 깐다의 헌 책을 파는 데서 진호인(秦浩人)이라는 중국의 선인(仙人)이 쓴「중국선도방중술 입문(中国仙道房中術入門)」이라고 하는 번역본을 발견했다. 일종의 에로틱한 책이었다. 젊은 여자를 안고 '양기(陽氣)'를 빨아들이라는 표현이 적나라하게 묘사되어 있었다. 그 책의 뒤에 원문(原文)의 선도(仙道) 서적이 소개되어 있었는데, 그 속에 허씨의「축기참증(築気参証)」도 소개되어 있었다.

이「축기참증」의 발행처인 대북의 진선미(眞善美) 출판사는, 내가 오래동안 대만에 있었기 때문에 책방에서 자주 보고 익히 알고 있었다. 그래서 대만으로 가서 그 출판사의 사장인 송(宋)씨와 만나게 된 것이다.

"허씨로부터 선도(仙道)를 배우고 싶습니다."

이렇게 말하자 그는 쾌히 허씨의 주소를 가르쳐 주었다. 1974년 8월의 일이다.

동원가(東園街)라고 하는 데는 대북의 중심으로부터 상당히 떨어져 있는 데다가 길이 복잡하게 얼키고 있어서 마치 미로(迷路)에 들어선 느낌이었다. 택시 운전기사 조차 많은 수고를 하여 겨우 그의 집을 찾아주었다.
 이날 밤도 나의 몸의 상태가 좋지 않아 여름인데도 감기를 앓고 있었으며, 손톱의 색깔이 보라빛으로 변하고 있었다.
 내가 일본인이라고 하자 그는 반가이 맞이해 주면서 자신의 방으로 안내하는 것이었다. 그러나 아직도 젊어서 그런지, 아직 일본인과의 교제가 없어서 그런지 거의 일본말을 하지 못했다. 나는 오래 동안 대만에서 생활한 경험이 있었기 때문에 보통 대화는 중국어로 말할 수 있었으나, 선도(仙道)에 대해서 묻는 일만은 매우 어려웠다. 종이에 중요한 것을 써 달라고 부탁하면서 축기참증(築基參証)에 대해서 이해할 수 없는 데와 부족한 점에 대해서 열심히 배웠다.
 그는 이야기를 하다가 피로해지면 문득 잡담을 하여 재미있는 이야기를 해 주곤 하였다. 처음 나를 보자마자 나의 가정 환경을 중심으로 개인적인 일에 대해서 하나 하나 알아 맞추는 것이었다. 너무나도 잘 알아 맞추어 내가 놀라고 있으니, 결혼하면 공처가가 된다고 하면서 더욱 놀라게 했다. 그렇다면 결혼하지 않겠다고 하자 그것도 어려운 일이라고 엄하게 말했다.
 다음에 그가 1969년 경 대만의 텔레비젼에서 일본의 전학련(全学連)과 기동대가 격돌하고 있는 뉴스를 보았을 때, 몽둥이를 휘둘고 있는 학생의 한 사람 한 사람의 배후에 가미가제(神風) 특공대의 젊은이의 모습이 보였고, 그들이 이렇게 말하고 있는 목소리가 들려왔다고 하였다.
"자신들은 나라를 위해서 죽었다. 이 나라는 조금도 좋아지지 않고 있다. 이런 국가는 차라리 쓰러지면 좋겠다."
나쁜 노인들이 사리사욕을 위해서 국가를 좀먹고 있는데에 대해서 분개하고 있다는 것이었다.
그러는 동안에 중국 대륙에서 있었던 실제의 선인담(仙人譚)을 이야기해 주었다. 마치 서유기(西遊記)나 평요전(平妖伝) 같은 이야기였다.
중·일전쟁 때 일본의 포함이 양자강을 올라가서 중국군이 잠복하고 있는 어느 마을을 공격하기 시작했다. 이 마을에서 약간 떨어진 곳에 있는 작은 산에 옛부터 검선(劍仙)이라고 부르고 있는 선인(仙人)이 살고 있었다. 검선(劍仙)이라고 하는 것은 술법(術法)에 의하여 혀를 칼로 변하게 하고 손오공의 여의봉처럼 길게도 하고 짧게도 할 수 있는 선인(仙人)의 말을 의미한다.
그 당시 마을에는 군대라고는 없었다. 포함이 이 마을을 공격하려고 할 때 이 선인(仙人)은 언제나 신세를 지고 있던 마을 사람들이 공격을 당하는 것을 그대로 보고만 있을 수 없어 술(術)을 써서 안개를 일게 하여 포함의 시계(視界)를 가리고 말았다. 포함은 이에 당황했으나 여기까지 와서 그대로 돌아갈 수가 없어 대강 짐작하여 발포하기 시작했다.

　이 선인(仙人)도 제자와 동지들을 모아 급히 혀를 칼로 변하게 하여 길게 뻗어내어 안개 속에서 포함을 향하여 밀어내어 마침내 격퇴시켰다.

　다른 육군의 부대도 왔으나 안개 속에 싸여 지형을 잃게 되어 결국 왔던 길을 되돌아 갔다.

　이야기를 들으면서 그의 방안에 있는 책장을 보았다. 어려운 선도서(仙道書)가 백 권 이상이나 있었다. 책상이나 공간에는 선도(仙道)에 쓰는 기묘한 도구들이 놓여 있어서 흥미를 느끼게 되었다. 문득 사진에 시선이 갔다. 그 속에는 과연 선인(仙人)으로 보이는 노인의 사진이 있었다. 그래서

　"이 사람은 누구입니까?"

하고 물어 보았다.

　"저 분은 나의 스승의 스승, 그리고 또 스승이 되시는 분입니다."

그는 이렇게 복잡한 대답을 했다.

　"이름은 이팔백(李八百). 금년 팔백 세(歲) 이상입니다."

　"팔백 세!"

나는 중국어이기 때문에 잘못 들은 것이라 생각하고

　"팔십 세입니까?"

하고 물었다.

　"아니, 팔백 세입니다."

라고 대답했다. 그리고 종이에도 '팔백세야(八百歲也)' 라고 썼다.

마침내 밤이 깊어져서 나는 그의 집에서 물러나와 호텔에 돌아왔으나 팔백 세라는 놀라운 나이가 머리 속에서 떠나지 않아 좀처럼 잠을 이룰 수가 없었다.

일본의 경우에는 인간의 평균 수명은 지금 73세라고 한다. 백 세를 넘으면 장수하는 것이다.

팔백 세라면 생물학적으로 도저히 생존 불가능한 나이다. 그런데도 생존하고 있다면 불사(不死)이다.

그 불사(不死), 이 말을 중얼거리고 있을 때 선인(仙人)의 궁극적인 목적은 불로불사(不老不死)에 있다는 것을 생각해 내었다.

후에 여러 가지 선도서(仙道書)를 읽어보니 몇백 세라는 실재의 선인(仙人)의 일이 자주 나와 있었다. 「2백50세 노인이 청운 불로장생법 비결」이라고 하는 책은 현존하는 2백50세의 선인(仙人) 이청운(李青雲)의 장생한 기록이었다.

장자(莊子)에는 팽조(彭祖)라고 하는 선인(仙人)의 말이 나와 있는데, 도해현미(道海玄微)라고 하는 책에서는 은말(殷末)에 7백 67세였다고 기록되어 있다.

전진교(全眞教)의 선도실기(仙道実技)의 교과서라고도 할 수 있는 네 권의 책을 모아 이름한 오류선종전집(伍柳仙宗全集)에는 종리권(鍾離權)이라고 하는 선인(仙人)의 일이 기록되어 있어 당(唐)나라 시대 말경에 5백세를 넘었다고 한다. 그 제자의 여동빈(呂洞賓)은 지금도 생존하고 있는 모양인데 천 수백 세라고 한다.

이 오류선종전집(伍柳仙宗全集)의 저자의 한 사람인 오중허(伍仲虛)는 명(明)나라 시대 1573년에 태어나, 또 한 사람의 저자이며 제자인 유화양(柳華陽)에게 술(術)을 가르쳐준 것이 청(淸)나라 시대인 1780년이라고 하니 그가 2백 7세 때이다. 이것은 많은 제자들에 의해서 확인되고 있다.

「좌도방문소술집요(左道旁門小術輯要)」라고 하는 책에는 허씨가 말한 이팔백(李八百)의 일이 실려 있다. 당(唐)나라 시대에 선도(仙道)의 수업을 마치고 청(淸) 나라의 건륭제(乾隆帝) 때 이 책을 구술(口述)했다고 되어 있다. 본명은 니환(泥丸)이라고 했으나 그 나이를 기념하여 8백으로 했다고 한다.

이 책은 그의 수행법(修行法)의 요점으로 기록한 것이다. 건륭제(乾隆帝)의 시대는 18세기의 후반이기 때문에 지금 이 선인(仙人)의 나이 천 세가 되는 셈이다. 많은 제자들을 가르치며 지금도 절강성의 운초산(雲樵山)에 살고 있다고 한다.

이렇게 말하면 티벳의 다라이·라마도 일단 불사(不死)라고 보아야 할 것이다. 왜 일단이라고 하는가 하면 60세 정도 살고 보면 보통 사람처럼 노화하여 죽기 때문이다.

그러나 생전에 지정된 집에서 태어나서 교대로 살아가기 때문에 영원히 재생을 계속한다고 한다. 죽는 것은 육체 뿐이며 본체(本体)는 영원히 죽지 않는 것이다.

중국에서도 유명한 태공망(太公望)·여상(呂尙)을 비롯하여 많은 선인(仙人)들이 관 속에 옷만 남겨두고 어디론가 사라져 가고 때때로 다른 시대에 나타났다고 하는 기적이 있었다. 이것은 시해선(尸解仙)이라고 한다.

그러나 많은 선인(仙人)들은 육체를 지닌 채 몇 백 년, 몇천 년이나 생명을 유지하여 마침내는 고도의 물질의 정(精)으로 화(化)하여 천지 속에 녹아 들어가서 영원히 산다.

심령학(心靈学)에서도 영혼은 불멸하다고 말하고 있다. 그러나 선도(仙道)의 불사(不死)와는 다르다. 보통의 육체가 노쇠하여 죽게 되면 음(陰)의 기(気)만으로 되는 유체(幽体)가 된다. 혼(魂)은 양(陽)이며 백(魄)은 음(陰)이라고 하는 설도 있으나 실제는 정신 밖에 가지지 않는 비물질(非物質)이다.

선도(仙道)의 것은 물질이 승화하여 완성된 양신(陽神=煉神)이라고 하는 육체를 가지게 된다. 물체로 있는 이상 영원히 살고 있는 사람과 같은 것이다. 이것이 유령과의 차이다.

병을 고치기 위하여 선도(仙道)를 하는 것도 좋다. 초능력을 개발하는 것도 좋다. 그러나 불사(不死)에서 본다면 인색하다. 시종 인간에서 한 발도 나와 있지 않는다. 석가의 손바닥에서 뛰어 돌고 세워진 손가락에 오줌을 갈기는 손오공과 같은 것이다. 겨우 보통 사람들보다 낫게 살 정도이다.

　인간이 육체를 가진 채 생사를 초월하여 천지와 일체화(一体化) 한다. 이것이야말로 진정한 깨달음이다.

　그렇게 되는가 안되는가 알 수는 없으나 노력해 볼 가치는 있다. 그렇게 생각해 보니 이젠 그대로 있지 못했다. 차례 차례 다른 선인(仙人)의 집을 찾아가서 가르침을 청했다.

어학광(語学狂)에서
선도광(仙道狂)으로

나는 외국어에 취미가 있었다. 중학생 때부터 NHK의 어학 강좌에 열중하여 영어, 독일어, 프랑스어, 노어, 중국어, 스페인어에 열중하게 되었다.

고등학교를 졸업한 후에는 더욱 더 취미를 가지게 되어 광고를 보고는 어학학교에 뛰어들게 되었다. 처음, 일본·루마니아 우호협회 주최의 루마니아어 강좌에 들어간 것이 곧 버릇이 되어 일·불학원에서 프랑스어, 일·소학원에서 러시아어, 영·불·서독 회화학교에서 독일어를 배우게 되었다. 체코어, 스웨덴어, 한국어, 베트남어 등의 특수한 어학에도 강습회를 연다는 소식만 알게 되면 곧 참가했다.

20개국어를 어느 정도 해보니 일본에서만 하고 있는 것이 시시한 느낌이 들었다. 당시 토쿄 도청의 공무원으로 있었으나 그다지 재미가 없어 가벼운 마음으로 퇴직하여 그동안 저축해 놓았던 돈을 가지고 소련을 경유하여 유럽을 비롯한 아시아 일주 여행에 들어갔다. 1971년 4월의 일이었다.

다소 어학을 했던 덕택으로 어느 나라에 가서도 그날부터 대화를 할 수가 있었다. 물론 어학을 공부하지 않았더라면 많은 곤란을 받았을 것이다.

스웨덴에서는 접시를 씻기도 하였으며, 각국의 책방을 돌아보기도 하며 그럭 저럭 22개국을 순방하여 반 년 후에 일본에 돌아왔다.

불과 반 년 동안에 혹한의 시베리아로부터 8월의 중동에까지 이렇다할 음식도 제대로 먹지 못한 채 방랑하였다. 잠을 자는 곳은 거의 야외. 그러면서도 여자와의 일전(一戰)은 빠뜨리는 일이 없었기 때문에 자신도 모르는 사이에 신체 내부 기관이 상하고 있었던 것이다.

일본에 돌아왔으나 나라 전체가 어수선하기만 하여 젊은이들의 마음을 즐겁게 하는 분위기는 전혀 없었다. 1970년 경부터 일본의 사회는 관리화가 급격하게 엄격해지고 있었다. 이래서는 재미없다 하여 있는 돈을 끌어모아 왔던 길을 되돌아갔다.

그런데 재미있는 일은 22개국을 순방하고 25개국어 이상의 언어에 접했는데 가장 흥미를 느낀 것은 제일 가까운 대만, 그것도 특수한 고사족(高砂族)의 언어였다.

대만 북부의 묘률(苗栗)이라고 하는 현(縣=지방행정단위)의 산 속에 대호(大湖)라고 하는 시골 마을이 있었다. 세계 일주의 방랑에서 돌아가는 길에 거기서 알게 된 다이얄족의 추장으로부터 이 지방의 다이얄어를 배웠다. 이

언어를 기록한 노트는 깨끗이 써서 지금도 책장 속에 보관하고 있다. 언어가 변해서 재미있을 뿐만 아니라 그들 자체가 옛날의 일본 정신을 축소하여 보존해 온 데가 있었다.

여기에 돌아와서 본격적으로 다이얄어를 배울려고 그들의 근거지인 산 속으로 들어갔다. 과연 지금은 문명화되어 있었으나 3·40년 전만해도 타족(他族)의 목을 베어 놓고 제사를 지내온 부족이었기 때문에 성질이 거칠 것으로 생각되어 겁이 났다.

고웅(高態)이라고 하는 부락이 대호(大湖)에서 제일 가까왔으므로 대호에서 알게 된 다이얄족의 사람에게 안내를 부탁했다.

부락의 사람들은 몇십 년만에 일본인이 왔다고 하여 기뻐하면서 날마다 환영의 주연을 베풀어 주었다. 모두 일본어를 잘하여 술에 취하면 일본말을 하고 일본 노래를 불렀다.

젊은 아가씨들도 화기(和氣)가 넘쳐 흘렀다. 완전히 즐거운 기분이 되어 고웅을 중심으로 한 이 마을 저 마을을 돌아다니면서 지냈다. 돈은 들지 않는다. 일은 할 필요도 없다. 적당히 태만한 인간이 되어 다이얄어를 배우는 것도 적당히 태만해졌다.

아침부터 밤까지 마시고 토하고 토하고는 마시는 생활을 3주일이나 계속해 보니 마침내 쓰러지고 말았다. 그런데도 자꾸만 마시자고 하는 데에는 이제는 견디지 못하고 도망칠 수 밖에 없었다.

　이 묘률의 현정부(縣政府)가 있는 곳은 묘률진이다. 인구 4만명이 되지 않은 작은 도시지만 현내(縣內)에서는 가장 큰 도시다. 이 곳에 대만인 친구가 있어서 정양하기 위하여 얼마 동안 신세를 지기로 했다.

　그러나 여기에서도 이웃 사람들이 일본인이 이런 시골에까지 오는 일은 없었다고 하면서 계속하여 놀기 위해서 유혹했다. 술은 그다지 마시지 않았으나 밤을 세우고 철야의 생활을 계속해 보니 무거운 감기에 걸려 그만 자리에 드러눕게 되었다.

　나는 그 때까지만 해도 병이라고 하면 술 한 잔으로 고치곤 하였었다. 감기, 복통, 이런 병은 한 잔 마시고나면 마법이라도 쓴 것처럼 완쾌되었다.

　이번에도 가벼운 마음으로 마셨으나 독한 술을 과음한 탓으로 간장이 상하게 된 모양이었다. 지나칠 정도로 구토기가 심하고 몸이 노랗게 변해 갔다.

　어떤 음식을 먹어도 토하고 몸이 나른하여 도무지 힘이 나지 않았다. 어떻게 할 수가 없어 결국은 일본으로 돌아왔다.

　병원에 가보니 황달이라고 했다. 절대 안정이 필요하다고 하기에 날마다 하는 일이 없이 지내고 있었다. 그러나 의사가 똑똑하지 않았는지 좀처럼 병세는 호전되지 않았

어학광(語學狂)에서 선도광(仙道狂)으로 25

다. 매일 드러누워 있거나 겨우 산책을 할 수 있을 정도였다.

  우엉이를 삶아서 한방약을 마셔보기도 하였으나 그 효력은 나타나지 않고 3개월을 보냈을 때는 세계 방랑의 피로도 겹쳐와서 다른 병도 차례 차례 함께 나타나기 시작하였다.

  한 때는 간염, 위염, 방광염, 만성대장염이 겹쳐 가슴 아래쪽으로부터는 모두 병에 걸리고 있는 상태로서 겨우 목숨만 유지하고 있다는 느낌이었다.

  모두가 염(炎)이라는 것이 붙는 병이어서 기름기 있는 음식, 스테미너를 만들어내는 일은 전혀 받아들이지 않고 여름이라도 기온이 조금만 변해도 열이 생기고 구토와 오한과 설사를 되풀이 해야만 했다.

  마지막에는 어쩔 수 없이 한방약, 식이요법, 건강체조 등을 모두 해보았다. 다소 움직일 수 있는 상태에까지 회복되었으나 그다지 효력이 있었다고는 볼 수 없었다.

  돈이 다 떨어지게 되어 더 이상 놀고 있어서만은 먹고 살기가 힘들어지게 되었으나 이렇게 몸이 쇠약하므로 아무 일도 할 수가 없었다. 어쩔 수가 없어서 지금까지 연습해 온 초능력의 염력법(念力法)을 사용하여 '일하지 않고 돈이 들어오는 일이여 오너라' 하는 식으로 배짱 좋은 생각을 가지게 되었다.

  어느날 강 건너에서 공장을 경영하고 있는 친구가 불쑥

놀러왔다. 그는 나에게 여행한 이야기를 듣고 싶다고 했다. 그 이야기를 하고 있는데
"돈을 약간 내겠으니 무언가 해보지 않겠는가? 아무 것이라도 좋으니 말이다."
하고 말을 꺼내었다. 나는 정말 염력(念力)의 효과가 있었는가 하고 내심으로 놀랐다.

아르바이트 신분이지만 해외출장원이 되어주면 좋겠다는 것이었다. 이 말에 나는 승낙하고, 1972년 8월에 대만으로 갔다. 급여는 말이 되지 않을 만큼 낮았으나 하는 일이 수월했다. 자신이 좋아하는 어학으로 민예품(民芸品), 식료품 등을 구입하기도 하고 간단한 시장조사도 했다.

그러는 동안에 한 사람의 스폰서가 찾아와서 합병회사(合弁会社)를 대만에 설립하자고 했다. 몸 상태는 아직도 좋지 않았으나 일은 한 달에 일 주일 정도만 하면 되는 것이었다. 그 후에는 누워있어도 되기 때문에 환자에게는 알맞는 일이었다. 대체로 3개월은 일본에 있게 되어 집에서 일의 보고서를 정리하고 2개월은 대만에서 사람을 고용하여 조사하는 생활이 계속되었다.

대만에 와서는 본고장의 한방약을 비롯하여 중국식 맛사아지 등을 실험해 본 결과 일본에 있을 때보다는 훨씬 효력이 있었다. 이것 됐다 하고 여러 곳에 한약방을 찾아 다녔다. 일본과는 달리 대만의 한방약방은 단순한 약방이 아니다. 중의사 시험(中医師試驗)이라고 하는 국가시험을

어학광(語學狂)에서 선도광(仙道狂)으로 **27**

합격한 우수한 의사가 경영하고 있는 일종의 한방진료소이다.
　진단에서부터 시작하여 조제에까지 일관하여 봐 준다. 각각 그 한약방에서는 대대로 전해진 비전(秘伝)이 있어 그것을 사용하여 마법처럼 병을 고친다.
　묘률(苗栗)의 강천석(江天錫) 선생은 환자로부터 아무 말도 묻지 않고 손목에 세 손가락을 대고 맥을 본다. 맥진(脈診)이라고 하는 것인데 이것만으로도 병이 있는 곳을 하나 하나 맞춘다.
　죽동(竹東)의 유철호(劉鉄虎)는 5대조전(五代祖伝)이라고 알려지고 있는데 뭔가 비전(秘伝)이 있는 모양이다. 어떤 병이라 해도 4복2일(四服二日)로 고친다. 그래도 내 병에는 무척 힘이 들었다. 그러나 그의 약을 이틀 분을 마셔보니 불쾌한 증상만은 곧 없어졌다.
　이러한 중의사(中医師) 가운데서도 대호(大湖)의 담(澹) 의사는 가장 친절했다. 약을 조제해 주면서 여러 가지 설명해 주었다. 혹시 한방을 배울 생각이라면 이런 책을 읽어보라고도 하고, 이런 병에는 이런 한약을 사용해야 한다는 등, 이런 말들을 내가 놀러 갈 때마다 가르쳐 주었다. 그러는 동안에 한방 이론까지 강의해 주게 되어 나는 몹시 감격했다.
　나는 묘률의 마을에서 임씨라고 하는 경찰관의 집에서 신세를 지고 있었는데 나의 일을 잘 도와 주었다. 그와 함께 일 주일 정도 일을 하면 그 후에는 시간이 있어서 한방약을 마시면서 정양하고 있었다.

처음 얼마 동안은 그의 집에서 숙박하고 있었으나 얼마 후에 회사에서 호텔비를 지급해 주었기 때문에 식사만 부탁하고 가까운 호텔로 침소를 옮겼다.

그래도 주간에는 그의 집에 있으면서 그 부근의 중국어의 방언인 객가어(客家語)나 대만 전역에 통하고 있는 복건어(福建語)를 시간이 있을 때마다 배우기 시작했다. 그 때는 묘(廟=卉院)를 거닐기도 하고, 책방에 한낮 동안 들어가 있기도 하고, 임씨 집에 있는 옛날의 한적(漢籍)을 읽기도 하며 차츰 중국인의 생활에 젖어들어가고 있었다.

이렇게 되어가자 그들의 생활상을 확실히 볼 수 있게 되었다. 제일 이상스럽게 느껴진 것은 고기와 기름을 그렇게까지 먹고 있는데 사람들은 거의 여위고 있다는 사실이었다. 그래서 서양인처럼 고기를 너무 많이 섭취하여 생기는 병은 거의 없었다.

그 이유를 조사해 보니 고기에 의한 독을 없애기 위하여 꼭 생강과 파, 마늘을 넣어 요리하고 있었다. 수우프에도 뭔가 맛을 좋게 하기 위해서 한방약을 넣고 있었다.

임씨는

"대만은 더운 곳이 되어서 노동하고 있는 사람은 땀을 많이 흘리기 때문에 고기나 백미의 독이 몸에 남지 않는다."

라고 말하고 있었다. 과일을 보고도, 이것은 어디에 좋다고 하며, 마치 의사처럼 잘 알고 있었다.

술에 있어서도 그러했다. 일본의 술은 혈액 순환을 잘 해 주는 이외에는 그다지 약의 효과는 없으나 중국의 소홍주, 노주, 오가피주 등의 고급주는 한방약이 들어 있다. 고기나 기름만을 과식한 위장의 운동을 도울 뿐만 아니라 양명주(養命酒) 처럼 자양강장(滋養強壯)에도 도움이 되는 술도 있다. 술을 마시는 데에도 건강에 도움이 되도록 생각하고 있다.

이것은 임씨에게만 한한 것이 아니다. 중국인이라면 누구나 다 알고 있는 상식으로 무의식 중에 실천하고 있는 건강법이라고도 할 수 있었다.

그들이 감기를 앓게 될 때 어떻게 하는가 하고 보고 있으면 일본인처럼 약만을 먹고 누워 있는 것은 아니었다. 뜨거운 물을 마시고 가벼운 운동을 하거나 목욕을 하면서 땀을 내게 하여 충분히 땀을 낸 후에 이불 속에 들어간다.

땀을 흘리게 되면 몸이 피로해지므로 회복시키기 위하여 잠을 자는 모양이다. 일본인이 열이 생겼을 때는 잠을 자고, 열이 없어지면 곧 일어나서 일을 시작하는 것과는 크게 다르다. 한방에서도 열이 있을 때는 체력이 있어서 땀을 흘리기 위하여 움직이고, 땀이 나오면 몸이 쇠약해지기 때문에 회복시키기 위하여 영양이 있는 것을 먹고

자면 좋다고 한다.
 그러면서도 아스피린같은 땀이 나는 약은 그다지 사용하지 않는다. 이것을 사용할 때는 오히려 신경통에 사용한다고 한다. 통증이 있는 곳을 잘 맛사지하여 자극을 주는 식물 기름을 바른다. 그리고 나서 아스피린을 마신다. 그렇게 하면 그 부분에 땀이 나서 열이 없어지고 통증이 가신다고 한다. 정말 약의 사용법을 잘 알고 있구나 하고 감복했다.
 일본인도 최근에 와서 건강 '붐'이 일어나서 마라톤이나 요가가 성행되어 왔으나 중국인은 이런 일을 몇백 년이나 해왔다. 아침 일찌기 일어나면 누구나 산 위에 있는 묘(廟)에 까지 산책하기도 하고 공원에서 태극권(太極拳) 같은 것을 하여 몸을 단련시키고 있다.
 이 일상 생활이 확고하게 실행되어 있는 건강법에는 나도 감복했다. 일본인처럼 평시에는 건강에 대해서 전혀 생각하고 있지 않다가 감기 정도로도 의사다, 약이다, 하고 걱정하고 있는 것과는 크게 다르다. 이 의식동인·미병(医食同仁·未病)을 고친다고 하는 사고방식을 추구해 간 깊은 곳에 선도(仙道)가 있다는 것을 차츰 알게 되었다.

선도(仙道)와의 만남

1974년 경에는 내 몸은 쇠약했으나 그런대로 자유스럽게 몸을 움직일 수 있게 되었다. 그래도 술은 마실 수 없었고 철야도 아직은 무리였다. 때때로 무리를 하면 간장이 부었다. 3년이나 되었는데 이래서는 안된다고 초조해진 끝에 깐다의 헌책방에서「중국선도방중술입문(中國仙道房中術入門)」이라는 책을 발견했다.

'에로 입문'이라고 해도 좋은 선도서(仙道書)였다. 저자는 진호인(秦浩人)이라고 하는 중국인 선인(仙人)이다. '17·8세의 젊은 여자를 안아보시오'라고 씌어 있는가 하면, '여성으로부터 양기(陽気)라고 하는 것을 흡수하라'라든가 타락을 권장하는 것같은 것이 쓰여져 있었다.

읽어가니 재미있는 수행법(修行法)이 실려 있었다. 여자로부터 흡수한 양기(陽気)를 자신의 것과 합하여 하복부에 있는 단전(丹田)에서 등줄을 따라 머리에 올리고 그것을 또 이마로해서 몸 앞을 통과시키고 단전(丹田)에 내린다. 이 기(気)의 일주(一周)를 소주천(小周天)이라고 하는데, 그 때의 느낌은 액체가 흐르는 것과 같다고 쓰여져 있었다. 이렇게 되면 정력은 증강되며, 몸 속에 원기가 넘치고 모든 병을 고칠 수 있다는 것이었다.
　정말인가? 여자를 안으면서 수행(修行) 할 수 있다면 이렇게 좋은 일은 없다고 생각되었다.
　나는 곧 그 책을 옆구리에 끼고 대만으로 날아갔다. 초조한 마음을 억누르며, 이 방면의 선인(仙人)을 찾아 다녔으나 전혀 찾을 수가 없었다. 어쩔 수 없이 그 책의 끝 페이지에 나와 있는 축기참증(築基參証)의 저자 허진충(許進忠)씨의 집을 찾았다. 이 선인(仙人)에 대해서는 앞에서 말했기 때문에 생략한다. 이 선인(仙人)에게 팔백 세의 선인의 말을 들은 이튿날부터 얼마 동안 다니면서 실기지도(実技指導)를 받았다.
　다음에는 사원보(謝元輔)라고 하는 노선생(老先生)을 찾아갔다. 이 선생은 여름에나 겨울에나 얇은 옷 하나만으로 지내고 있었다. 아무리 대만이 남국이라 해도 겨울에는 5도까지 기온이 내려가서 옷 하나만으로는 견디기 어렵다. 일본에 유학했기 때문에 일본어는 능숙했다. 그러나 수행(修行) 정도가 그다지 뛰어나지 않아 기경팔맥(奇経八脈=経絡속의 気가 흐르고 있지 않은 루우트)에 기(気)를 돌게 하는 방법 등을 배웠을 뿐 큰 수확은 없었다.
　대만대학의 교수였던 이악구(李楽球) 선생은 휴지와 한방약에 싸여서 지내고 있었다. 역시 선도(仙道)는 하고 있었으나 어느 쪽이냐고 한다면 이론적인것 뿐이었다. 선도(仙道)에 대해서 질문하면 도인(導引=経絡맛사지)이나 한방의 이야기만 했다. 이 사람은 대만의 여러 곳을 다니며 선인(仙人)들을 찾아가서 그 들은 것을 정리하여 「방도어록(訪道語錄)」이라는 책을 썼다. 내가 몇 사람의 선인(仙人)을 만나고 싶다고 하자 그 자리에서 두 사람의 선인(仙人)의 주소를 가르쳐 주었다.

뢰수만(雷殊漫) 선생은 권법(拳法)의 명인으로 알려지고 있었으나 선도(仙道)에도 수행(修行)이 깊은 것으로 유명했다. 그는 소학교 선생으로 있으면서 방과 후에는 제자들에게 권법을 가르치고 있었다. 이선생을 삼협이라는 곳으로 찾아가서 만나게 되었는데 친절하고 좋은 사람이었다. 내가 체재할 수 있는 기간은 2주일 뿐이라고 하자 한 번으로는 가르칠 수가 없으므로 몇 번이라도 대만에 오라고 했다.

다음에는 또 한 사람의 선인(仙人) 운유자(雲遊子) 선생을 찾아갔다. 이 선생은 일본 교육을 받아서 일본어는 일본 사람 못지않게 잘했다. 그 덕분으로 지금까지 다른 선인(仙人)에게 중국어로 들었을 때보다 훨씬 이해하는데 도움이 되었다.

이 선인(仙人)을 처음 봤을 때 몇 살인가? 라고 생각해 보았다. 가족들은 60세가 넘었다고 했다. 그러나 그렇게는 보이지 않았다. 주름살이 없고 머리는 검고 윤기가 있었다. 특히 놀란 것은 피부에 흐르고 있는 윤기는 아직도 10세 정도의 어린이와 똑같았다. 싱싱한 볼은 핑크색으로 빛나고 있었다.

일본 문학에도 큰 관심을 가지고 있었다. 소오새끼와 아꾸다가와의 작품을 논하기도 했다. 한방, 불교, 심령학(心靈学), 과학 등에도 상당한 지식을 쌓고 있었다.

그는 선도(仙道)를 근대화하기 위하여 의욕을 불태우고 있는 듯했다. 선인(仙人)의 불로불사(不老不死)의 문제를 분자생물학(分子生物学)으로 이야기해 주기도 하고, 불교의 공(空)을 양자역학(量子力学)의 이론으로 설명해 주기도 했다.

나는 지금까지 이런 선인(仙人)을 만난 적이 없었기 때문에 완전히 마음을 빼앗기고 말았다.

그에게 선도(仙道)에 대한 실기(実技) 문제를 질문해 보았다. 그는 상세히 설명해 주면서,

"당신은 아직도 초보자이기 때문에 필요한 것만 가르치지만, 만일 이해할 수 없으면 편지를 보내주시오."

라고 말해 주었다.

대만에 체재할 수 있는 날이 얼마 남지 않아 선인(仙人)들이 권유한 선도서(仙道書)를 구입했는데 거의 50권이나 되었다. 이제 자료는 완벽하다. 수행(修行)의 포인트도 배웠다. 이제 남은 것은 날마다 계속하면 되는 것이다. 나는 기쁨과 용기를 안고 귀국했다.

일본에 돌아와서는 아침에 일어나면 곧 선도(仙道)의 팔단금(八段錦)이라고 하는 체조를 하고, 다음에는 태극권

(太極拳)과 두 시간의 선도수행(仙道修行). 이것이 끝나면 염력훈련(念力訓練)을 하고, 경서를 외운다. 이것만 하는데 세 시간 정도 소요되지만 끝난 뒤에는 기분이 상쾌하다.

처음에는 정력이 없어지고 쇠약해졌으나 식사요법을 하면서 부추, 마늘, 생강, 생양파, 파 등을 하루에 두 번씩 섭취하자 정력이 왕성해졌다.

선도수행(仙道修行)이라는 것은 이 정력을 무식(武息)이라고 하는 호흡법에 의해 양기(陽気)라고 하는 것으로 변하게 한다. 우선 정신을 집중시키고 숨을 마음껏 빨아들이고, 아랫배를 크게 하고 항문을 닫으면서 안쪽으로 축소시킨다. 그대로 얼마 동안 있다가 아랫배에 있는 단전(丹田)이라고 하는데를 의식한다. 숨을 내쉴 때는 이 아랫배를 마음껏 작게 하고 항문의 힘을 빼낸다.

이런 운동을 1개월 정도 했을 때부터 허진충(許進忠)의 책에 쓰여져 있는대로 열기(熱気)가 배에서 솟아나기 시작했다. 이제 겨우 양기가 발생하는 모양이었다. 그리고 얼마 후에는 진동을 시작하여 흘러나왔다. 항문이 있는 부분을 지나 미저골(尾骶骨)에 닿고 또 진동을 시작했다.

이제는 됐다싶어 무식(武息)을 다시 강하게 염력(念力)을 주어 해보니 그 따뜻한 물같은 것이 허리에까지 가는 관(管)속으로 올라왔다. 그리고 등줄을 따라 올라가서 머리에 들어갔다. 그런 다음부터는 묘하게도 그 기(気)는 머리에서 곧장 기(気)의 기둥을 하늘을 향해 세웠다.

올까르트 선인(仙人)

 지금까지 병으로 고생해 왔다는 것이 거짓말처럼 건강해졌다. 가을이 되어 때로는 냉기를 느끼게 되는 날도 있었으나 이제는 반소매 셔츠 하나만으로도 몸은 따뜻했다.
 그 때쯤 되고나서는 사람과 만나게 되면 그 배후에 무언가 알 수 없는 것이 있다는 것을 느낄 수 있게 되었다. 거기다 나의 손바닥에서는 공기 같은 것이 쑥쑥 나온다. 이것을 상대에게 가리기도 하고 흔들기도 하면 이상한 것이 나온다. 기분 나쁜 분위기를 수반하는 것과 차게 느껴지는 것을 보아 진실한 것이 아니라는 것을 곧 알게 된다.
 나는 어릴 때부터 겁이 많으면서도 남들보다 올까르트에 흥미를 가졌다. 어학과 올까르트는 나의 취미의 쌍벽이며, 무서운 것을 보기 위하여 17세 때부터 토쿄의 뉴시마에 있는 일본심령협회의 정신통일회나 강령실험회(降靈実驗会)에는 매주 얼굴을 내밀고 있었다.
 그러한 관계로 이 방면에도 남과 비하면 지식이 많은 셈이 된다. 다만 유령이라고 할 수 있는 것을 본 것은 선도(仙道)에 들어오기 전에 두 번 정도밖에 없었다. 그것도 연이라고 하는 느낌이다.

한 번은 세계 방랑을 하고 있을 때 스웨덴에서 보았던 것이다. 스톡홀름에서의 낡은 셋집에 둘이서 살고 있던 일본인의 친구에게 '올까르트의 이야기를 해다오' 라고 부탁을 받았을 때였다. 그들의 집으로 가서 책상위에 초 한 개를 세워 실제로 있었던 유령의 이야기를 했다.
　그 때가 새벽 두 시 경이었다. 바람이 들어오지 않도록 문을 닫았는데도 등골에 오한을 느끼게 되었다. 방 안의 분위기도 기분 나쁘게 변해가고 그와 때를 같이하여 촛불이 갑자기 가늘어졌다. 그 다음 순간 나의 옆에 사람의 형태를 한 하얀 빛이 섰다. 앞에 앉아 있었던 친구는
　"나왔다!"
하고 떨기 시작했다. 나도 겁에 질려 일어섰는데 그때 그 빛은 쑥 사라지고 촛불은 이전처럼 빛나기 시작했다. 친구의 말에 의하면 촛불에 비쳐진 내 그림자가 하얗게 변하여 똑바로 일어섰다고 했다.
　두 번째는 대만에서였다. 대중(台中)에서 횡관공로라고 하는 국도를 따라 들어가면 쿠함이라고 하는 온천이 있다. 일본치하 때부터 있었던 온천으로 낡은 일본식 여관이 많이 있었다. 그 속의 한 여관에 친구들과 함께 숙박했는데 방으로 안내되자 왜 그런지 좋지 않은 느낌이 엄습해 왔다. 친구들은 목욕하러 갔으나 나는 뭔가 마음에 걸리는 것이 있어서 혼자 방에 있었다.
　멍하니 앉아 있는데 갑자기 등골이 오싹오싹해지고 그

와 함께 3미터 앞의 공간에 하얀 것이 정지(靜止) 하여 떠 있었다(그렇다고 하는 것보다 공간에 구멍이 뚫려 있는 느낌). 그 속에 차가운 느낌을 주는 불이 보였다. 인혼(人魂)은 몇 번이나 보았으나 그것과는 전혀 다른 것이었다. 깜짝 정신이 드는 순간 그것은 쑥 사라지고 말았다.

이튿날 그 여관의 주인에게 물어보니 옛날 그 방에서 젊은 남녀가 자살했다고 했다.

선도(仙道)의 수행(修行)을 하기 시작한 다음부터는 이같은 유령은 우연이 아니라 당연한 것처럼 나오게 할 수 있게 되었다. 다만 이전처럼 확실하게는 보이지 않았다. 나오게 되면 그 근처는 안개에 싸인 것처럼 보인다. 그 대신 손이나 몸이나 확실하게 어떤 형태인가를 느끼게 된다. 어느 것이나 마음이 들떠서 기분은 그다지 좋지 않았다. 병을 고치기 위해서 시작한 선도(仙道)였으나 이상하게도 이런 일 때문에 마음을 쓰지 않으면 안되게 되었다.

당시 동아시아의 언어를 배우려고 신문이나 텔레비젼으로 동료를 모집하여 오챠노미즈의 '오까'라고 하는 다방에서 모임을 가졌다.

그런데 내가 유령을 불러내는 것을 알게 되자 외국어를 배우러 오는 동료로부터 올까르트에 관심을 가진 사람들이 많이 오게 되어 어느 새 유령연구회가 되고 말았다.

얼굴 모양이 유령으로 보이는 대학생, 유령과 이야기를 할 수 있는 소녀, 약간 이상한 이야기다.

내가 손에서 나오는 '기(気)'의 힘으로 게스트에 의한 유령을 나타나게 하면 발견하는 사람이 구체적인 모습이나 형태를 말한다. 이것을 영매역(靈媒役)의 소녀에게 내린다음 여러 가지 말하고 싶은 것을 듣는다. 이것이 이루어지면 그 날의 올까르트 실험은 끝나는데, 그렇게 간단하게만은 되지 않는다.

얌전한 유령도 있으나 대체로 갈피를 잡지 못하고, 고집이 세다. 그것을 깨닫게 하는데 땀을 흘려야 한다. 이 모임에 오는 사람들은 젊은 사람들이었기 때문에 나타나는 유령도 젊어서 죽은 영(靈)이 많고, 때로는 조용히 대화를 하게 될 때도 있었다. 그러나 전혀 알지 못한 친구가 왔을 때는 대화라는 내용과 그 공간에 머물고 있는 납득할 수 없는 분위기에 놀라 도망간다.

이렇게 다른 길에 들어서고 있는 동안에 나의 양기(陽気)는 이마를 지나 가슴을 뚫고 단전(丹田)에 되돌아갔다. 손에서 나오는 기(気)는 마침내 강해지고 유령을 나타나게 하기도 하고 없애기도 할 뿐만 아니라 남의 환부나 병을 고칠 수 있게 되었다.

그러나 이러할 때 고급의 영(靈)이 따라주지 않으면 기(気)를 빼앗기어 크게 곤란을 받게 된다. 급성의 병에는 효력이 있었으나 만성병에는 그 사람의 인연이 연결되어 있어서 그 쪽의 해소법을 병행하지 않는 한 그다지 효과를 보지 못했다.

얼마 후에는 이 양기(陽気)는 몸 전체를 돌게 되었을 뿐만 아니라 발과 손끝까지 흐르게 되었다. 상태가 좋을 때는 전신에서 방사되어 3～5미터의 공간에까지 넓어졌다.
  엄한 규칙적인 생활을 하고 있으면 특히 강하고 의식을 단전(丹田)에 집중시키면 사정(謝精)할 때처럼 황홀한 감각에 문득 자신을 잃게 된다. 아무 잡념도 없이 몸이 사라져 가는 느낌을 경험하게 된다.
  겨우 소주천(小周天)을 마치게 된 것 같았다. 이렇게 하여 선인(仙人)의 제1보를 내딛게 된 것이다. 대만에서 돌아와서 반 년이 지나서였다.

제2장

선도(仙道)란 무엇인가

재미있는 중국인의 사상 • *42*
도교(道敎)와 선도(仙道) • *50*
선도의 역사와 파벌 • *57*

재미있는 중국인의 사상

 이웃 나라의 중국 사람들은 젓가락을 사용하여 밥을 먹고 축일(祝日)에는 떡을 만든다. 피부 색깔도 눈 색깔도 일본인과 같으며 의리나 인정미도 일본인과는 별로 다른 데가 없다. 그러나 자세히 비교해 보면 이 두 민족의 사이에는 커다란 상위점이 있다는 것을 알게 된다.
 지금은 일본인도 육식(肉食)을 하게 되었다고 하지만 중국인의 육식에는 역사적으로 보아 도저히 미치지 못한다. 일본인의 집은 서양화되어 의자에 앉는 생활이 많아졌다고는 하지만 아직도 일본인의 집은 거의 다다미(돗자리 밑에 짚을 넣은 것)를 방에 깔고 있다. 중국에서는 옛부터 어느 집의 방을 보아도 의자와 침대가 있다. 다다미가 있다고 해도 그것은 침대의 대용품이었다.
 그러나 이런 것은 표면적인 것이며, 근본적인 면에서 일본인과 중국인은 그 본질을 달리하고 있다.
 일본인은 옛부터 정신력이라는 말을 애호해 왔다. 불과 30년 전만 해도 이 말에 춤을 추었으며, 철판을 보고 뛰어들어 가기도 했다. 육탄이라고 하는 것이 이러할 때의 상식어이며 다른 민족이 볼 때는 미친 짓으로나 통용되고 있었다.
　중국인은 그와는 반대이다. 우선 현실을 본다. 그래서 도망하면서도 싸우는, 보기에 매우 좋지 않는 싸움을 한다. 「50보(步) 100보(步)」라는 고사(故事)에는 50보를 도망해온 병사가 100보를 도망해온 병사를 보고 겁쟁이라고 웃었다고 했는데, 이것은 바로 중국인의 싸우는 모양을 잘 나타내고 있다.
　그렇다고 해서 일본인은 용감하고 중국인은 겁이 많다고 하는 것은 아니다. 일본인이 싸우는 방법에도 일리가 있고, 중국인이 싸우는 방법에도 일리가 있다. 그러나 전략이라고 하는 큰 경우에서 본다면 중국인이 훨씬 위에 있는 것이 아닌지 모른다. 저 모택동의 유격전을 보면 그런 느낌이 든다.
　이것은 국가가 처해져 있는 환경에도 관계가 있다. 일본은 사방이 바다로 둘러싸여 있어서 몽고를 제외하면 거의 외세의 침략을 받은 적이 없다.
　모든 사정과 환경을 알고 있는 같은 민족끼리 밀고 밀리고 하는 전쟁을 해왔다. 당연히 연극에서 이긴 전쟁처럼 그런 방법이 발달할 수 밖에 없었던 것이다.
　이에 대해서 중국은 역사시대에 들어가서부터 이민족에 의해 언제나 위협을 받아왔다. 특히 오호16국(五胡16国) 이후에는 쉴 사이 없이 이민족이 쳐들어와서 중국인의 왕조와 대등한 입장에 서게 되는 형편이었다.

확실히 중국인도 같은 민족끼리 비실용적인 전쟁을 했다. 크게 징을 치고 화려한 무구(武具)를 만들고 싸웠다.

그러나 상대가 이민족의 경우 이러한 손 끝 재주는 전혀 통용되지 않았다. 그러나 이 강력한 기마민족도 한 번 중국에 군림하면 문화적으로 젖어 들어가서 바람 빠진 풍선처럼 활력을 잃어갔다. 어떤 왕조라도 황제가 3∼4대 정도가 되면 중국인의 왕조보다 약체가 되어 칼도 쓰지 못하게 되고 말도 타지 못하게 되는 상태가 되고 말았던 것이다.

이러한 것을 본다면 중국인은 자신들의 문화에 크게 자신을 가지는 반면에 상대의 실력을 정확하게 확인하지 않으면 안된다는 생각을 가지게 된 것이다.

그런데 일반 사람들의 이와 같은 현실적인 견해에 대해서 학문에 열중하고 있는 사람들은 그 현실을 인식하지 못하는 모양이다. 어느 시대에도 국가존망의 중대한 위기를 맞이하게 되면 이 학자들이 끼어들어 선인(先人)은 이렇게 말했다든가 고서(故書)에는 이렇게 쓰여져 있다고 하면서 국가의 붕괴를 돕는 결과를 초래하고 말았다.

평화시대는 평화시대로 모아진 에네르기를 문화 발전에 쓰지 않고 오직 권력투쟁에 불태우며 국가를 쇠퇴시켰다. 백성들만이 미혹에 빠질 뿐이다. 그러한 지식인의 모습을 보고 민중들은 그다지 학문이라는 것을 믿을려고 하지 않는다. 거기다 뇌물이 성행한다. 위는 성인, 군자가 되기를 권장하면서 관리 스스로가 뇌물을 받아 돼지처럼 살이 찌고 서민은 돈이 없어 죄인이 되는 일이 일상 다반사였다.

일본에서도 그러했으나 중국에서는 특히 그 정도가 심하여 백성들이 안심하고 지낸 시대는 거의 없었다고 해도 과언은 아닐 것이다. 현재 동남아시아에서는 화교(華僑)라고 하는 중국인의 집단이 각국에 살고 있다. 그 원형은 중국 본토에서 몇 번이나 되풀이된 일이다.

중국의 판도가 그처럼 넓어진 것은 역으로 말하면 그와 같은 불안정한 정치의 부산물이라고 해도 절대로 과언은 아니다.

불안정한 곳에서 생활하는 사람들에 있어서는 최후의 희망은 지금 순간 순간을 소중히 하는 사상이다. 장래를 위해서 움직이고 유장(悠長)한 말을 하고 있다가는 언제나 행복을 누릴 수가 없는 것이다.

이렇게 되어 중국 민중 속에 현상긍정주의(現狀肯定主義)가 파급되었다. 그 속에서도 제일 중요시한 것은 돈이다. 돈만이 그들의 꿈을 실현시킬 수 있는 유일한 열쇠가 되는 것이며, 관권의 박해에서도, 또 이민족의 압정에서도 빠져나갈 수가 있었다. 거기다 미식(美食), 술, 여자 등이 세상의 쾌락을 마음대로 맛볼 수 있다.

이 사상은 배금사상(拜金思想)이라고 하여 상당히 깊이 중국인의 몸 속에 스며들고 있다.

내가 대만이나 홍콩에 있었을 때 어떤 사람과 이야기해

봐도 마지막에는 언제나 돈을 버는 이야기로 돌아간다. 본래라면 그런 일과는 인연이 없는 화가나 교사까지 그러하니 놀랄 수밖에 없다. 또 현직의 경찰관이나 학교 선생이 상점 주인이나 공장장을 겸하고 있는 사람을 여러사람 보았다.

　이로 인하여 중국인의 물질에 대한 집착은 놀라울 정도로 강하다. 그들은 모든 사물을 이익으로 환산한다.

　월간「아시아」라고 하는 잡지에 실렸던 일이 있었는데, 일본의 어느 도교학자(道教学者)가 중국 대륙에 갔을 때, 젊은 중국 여성에게 종교를 믿는 데 대한 시비(是非)를 질문하자, 진실한 표정으로 '믿으면 어떤 이익이 있읍니까'라고 묻는 말에 아연실색했다고 했다.

　도교(道教) 가운데는 적선파(積善派)라고 하는 일파가 있어서 선행을 함으로써 운명전환을 목적으로 하고 있다. 「공과격(功過格)」이라고 하는 책이 있어서 실제로 공덕(功德)의 계산을 할 수 있도록 되어 있다.

　선·악이라고 하는 정신적인 것도 중국인에게 있어서는 공덕이라고 하는 물질적인 이익을 주는 도구에 불과한 모양이다. 여기에 맞먹는 사고방식으로는 선조의 묘를 만드는 데에도 있다. 별명 풍수(風水)라고 하여 토질이나 물의 흐름에서부터 토지가 발산하는 '기(気)'의 작용까지 계산한다. 단순히 선조를 존경할 뿐만 아니라 장소를 선택하는 데 있어서 '기(気)'의 움직임이 자손에 대해서 좋은 작용을 주게 되는 것을 기대하고 있다.
 이와 같은 중국인의 물질주의는 서양의 물질주의와는 크게 다르다. 서양의 물질주의는 단순한 것이며, 비합리적인 것은 모두 배제하고 있다. 중국의 것은 애매한 요소가 많으며 실질적인 이익이 있다면 정신적인 작용이거나 유령이거나 아무런 의문을 가지지 않고 이용하는 것이다.
 예를 들면 의학의 경우 서양에서는 완전히 환자의 정신상태를 무시한 채 진단과 치료를 실시한다. 이러한 경로를 거쳐 현재 중국에서는 심신의학(心身医学)이라고 하는데까지 발전되었으나 이것 또한 정신적인 면을 너무 중요시하고 있다. 중국 의학에서는 정신적인 것이나 육체에서 오는 것도 하나 하나 분리하지 않고 치료한다. 인간의 몸은 복합적이기 때문에 이 방법에 의하여 대체적으로 병을 고친다. 그 치유율에 대해서 비교한다면 서양 의학은 발 밑에도 미치지 않고 있다.
 더 재미있는 것은 점(占)이다. 서양에서도 히틀러나 스탈린이 점성술을 써서 작전을 세웠다고 알려져 있지만 중국에서는 더욱 더 생활에 밀착하고 있다. 그렇다고 해서 일본의 대도역자(大道易者)처럼 유치한 것은 아니고, 통계나 바이오리즘을 사용한 복잡한 것이다. 중국인의 점은 풀기가 무척 어렵다. 가장 많이 애용하는 사람은 상인이며, 화교 가운데는 집 한 채 값의 돈을 지불하고 전수(伝授)를 받는 사람도 있다. 명중률은 놀라울 정도이다. 80%~90%

에 달한다고 한다.
 이런 점을 보면 일본의 것은 맞아도 팔괘, 맞지 않아도 팔괘라고 하는 정도로 무책임하다.
 그 중국에서 가장 애용되고 있는 것은 기문둔갑(奇門遁甲)이나 성종(星宗=中国占星)이며, 거의 필연적이라고 할 정도로 잘 맞는다.
 이 한방에 있어서나 점에 있어서나 정당한 학문이라고 하는 면에서 본다면 좀 생각해 보고 싶은 과제이다. 지금은 한방이 성행되어 있다고 해서 아무도 말하는 사람은 없으나 이론만을 보았을 때는 한방은 서양의학의 발 밑에도 미치지 못한다.
 다만 실용적인 면에서 우수할 뿐이다. 이런 것을 본다면 중국인은 순수 학문을 경시하고 실용을 중시해 왔다는 것을 생각할 수 있다. 특히 점술에 있어서는 실용 이외는 아무 것도 받아들일 것이 없다.
 중국 선도(仙道)가 발전된 것도 이와 같은 정신풍토 가운데서였다. 그래서 다른 종교의 수행법에 비하여 실용적이고 쾌락주의적인 요소가 짙게 깔려 있다.
 이 선도(仙道)는 도교(道教)의 일부라고도 할 수 있으나 종교의 범위를 가볍게 벗어나고 있다. 보통 일본의 밀교(密教)나 인도의 요가는 현실의 욕망을 억제하는 데서부터 수행(修行)이 시작된다. 그에 의해서만이 높은 것과 일체화(一体化)된다고 생각하고 있다.

선도(仙道)에서는 그와 반대로 현실의 욕망을 추구하면서 깨달음을 여는 것을 목적으로 하고 있다. 식사를 비교해 보아도 일목요연하다. 종교나 요가에서는 환자로서의 음식이라고 밖에 볼 수 없으나 선도(仙道)의 지단(地丹=食飼)법은 고기도 사용하고 맛있는 과일이나 야채도 보통 때처럼 사용한다. 그러면서도 육체적으로나 정신적으로 향상되니 재미있는 일이다.

여성에 대해서는 밀교에서는 '엄금' 요가에서는 '금욕'이다. 이렇게 해서 깨달음을 연다고 해도 무엇이 즐거운지 알 수 없는 것처럼 생각된다. 그러나 선도(仙道)에서는 인단법(人丹法=房中術)이라는 것이 있어서 마음껏 젊은 여자를 안고 수행을 해나갈 수가 있다.

말하자면 선도(仙道)는 중국인 일반의 사고방식을 받아들여 순간 순간을 즐기면서 깨달음에 도달하도록 수행(修行)이 짜여져 있다. 중국인 이외의 민족의 입장에서 본다면 이해할 수 없는 수행법(修行法)이다. 그러나 인간이라는 입장에서 본다면 이렇게 좋은 수행법(修行法)도 없다.

도교(道敎)와 선도(仙道)

중국에는 도교(道敎)라는 종교가 있다. 선도(仙道)와는 끊을래야 끊을 수 없는 관계에 있다. 옛날에는 유교·불교와 나란히 중국 종교계를 3분하여 서로 세력다툼을 하다가 피를 흘린 일은 잘 알려져 있는 사실이다.

지금에 와서는 그 속의 불교와 혼합되어 구별할 수가 없게 되었다. 어느 사원에 가보아도 양방의 신불(神佛)이 있어서 함께 신앙을 받고 있다.

이 도교는 중국 문화의 잡화점이라고 할 정도로 가지각색의 것이 흡수되어 있다. 노자(老子)의 도가사상(道家思想)으로부터 부적, 주문까지. 아마도 중국인의 정신적인 것으로 도교(道敎)가 아닌 것은 생각해 볼 수 없을 정도이다. 유교까지도 잘못하면 도교(道敎)에 침범을 받고 있다.

도교(道敎)는 크게 나누어보면 다섯 개의 주요한 파벌로 형성되어 있다. 만일 학문적인 입장에서 이것들을 무리하게 하나의 종교로서 본다면 우선 머리가 혼란해진다. 그래서 혼란되지 않도록 하나 하나 분리해서 설명해 보겠다.

● 경전파 (経典派)

노자(老子)·장자(荘子), 열자(列子) 등이 무위자연(無為自然)을 설교한 도가(道家)의 철학이다. 불교나 서양 철학에 뒤떨어지지 않은 훌륭한 학문이라고 할 수 있다. 후일에 두광정(杜光庭) 등이 불교의 교전(教典)에서 내용(内容)을 많이 빼내어 도장(道蔵)을 만들었으나 일단 종교·철학면에서 훌륭한 가르침이다.

● 부록파 (符録派)

주문을 외우기도 하고 부적을 만들기도 하여 악령퇴산·현세이익(現世利益)을 염원하는 파이다. 후한(後漢)의 말기, 사회가 동요하고 있었던 시대에 두 사람의 지도자가 나왔다. 한 사람은 태평도(太平道)의 장각(張角)이었으며, 또 한 사람은 오두미도(五斗米道)의 장도릉(張道凌)이다. 장각(張角)은 세상을 개혁하겠다 하여 황건(黃巾)의 난을 일으키고 멸망하였으나, 오두미도(五斗米道)의 장도릉(張道凌)은 끈질기게 살아남아 후일에 천사도(天師道)라고까지 부르게 되어 선도계(仙道界)와 단정파(丹鼎派=後述)로 2분한 대파벌이 되었다. 이 파벌도 처음에는 민간 신앙에서 시작되었으나 과연 대종교가 주문이나 부적만으로는 미비하다 하여 곧 노자(老子)의 도덕교(道德教)를 받아들여 자신의 종교의 성전(聖典)으로 하는 등 빈틈이 없었다. 후일의 단정파(丹鼎派)로부터 내단(内丹)·외단(外丹)을 도입하여 가장 완비된 파벌이 되었다.

● 단정파(丹鼎派)

 장자(莊子) 등에서 나오는 신선술(神仙術)의 유파(流派)를 도입하여 선도수행법(仙道修行法)의 골격을 만들었다. 선도(仙道)의 육체훈련(修命)이며 여기서 나오지 않는 것은 없다고 한다.
 진(晋)의 위백양(魏伯陽)의 주역참동계(周易參同契)나 갈홍(葛洪)의 포박자(抱朴子)들은 이 파(派)의 시조이다. 내가 이 책에 소개하는 각종 수행법은 모두 이 파의 것이다.
 이것도 중국요리처럼 입에 넣고 싶은 것은 아무 것이나 입에 넣을 수 있고, 하고 싶은 것은 아무 것이나 할 수 있다.
 외단도(外丹道)는 진짜 납이나 수은으로 불로불사(不老不死)의 금단(金丹)을 만드는 파이며, 일명 연단술(練丹術)이라고도 한다. 역대 왕조의 황제를 비롯하여 욕심이 많은 관리들을 불로불사 대신 중독사(中毒死)시켰다.
 내단도(內丹道)는 역으로 자연계에 있는 물질을 사용하지 않고 인간의 몸 속에 있는 기(気)를 단(丹)으로 변화시키는 파(派)이다. 이것을 사용하여 불로장수한다. 수은과 같은 위험한 금속을 사용하지 않고, 안전하고도 돈이 들지 않는다. 그러나 자신 스스로 하지 않으면 안된다. 그래서 횡포한 권력자에게는 적당하지 않다.
 여기에는 두 유파(流派)가 있다. 식물(食物)과 자신의 기(気)만으로도 단(丹)을 만드는 파와 젊은 여성을 안고 그로부터 기(気)를 빼앗아 자신의 기(気)에 가하여 단(丹)을 만드는 파가 있다. 앞의 파를 청정파(淸淨派), 뒤의 것을 재접파(裁接派), 또는 방중술(房中術)이라고 한다.

● 점험파(占驗派)

　점술파(占術派)이다. 옛날에는 은허(殷墟)에서 발견된 갑골문자(甲骨文子)에 점을 치고 정치를 했다는 것을 볼 수가 있다. 춘추전국시대(春秋戰国時代)부터 용병이나 전략에 차츰 사용되었다. 황석공(黃石公)의 〈태공병법(太公兵法)〉에는 싸움의 방위(方位)의 길·흉을 보기 위하여 기문둔갑(奇門遁甲)이 사용되어 왔었다. 삼국시대에는 선술(仙術)을 잘하여 둔갑(遁甲)으로 대군을 격파하는 촉(蜀)의 군사 제갈공명이 나온다. 이 공명이 젊었을 때 선도수행(仙道修行)을 하고 있을 때 너구리의 정(精)이 변화하여 구천현녀(九天玄女)의 사자(使者)가 미남인 공명에게 마음을 주어 선물 대신 〈육임(六壬)〉·〈기문둔갑(奇門遁甲)〉·〈태을신수(太乙神數)〉의 세 종류의 점술을 내려 주었다고 한다.

　후일에 문시파(文始派)의 선인(仙人)이며 북송(北宋)의 태종으로부터 희이선생(希夷先生)이라고 하는 진박(陳博)이 자미두수(紫微斗數)〉·〈마의상법(麻衣相法)〉이라고 하는 글을 남겼다. 명나라 초기에는 곽재협이 〈육임대전(六壬大全)〉

을 썼으나 거의 모두 〈육임(六壬)〉을 사용한 군사의 용병에 대해서만 쓰여져 있다.

명(明)의 태조 주원장(朱元障)을 도와 명조를 세워 재상이 된 군사, 유백온(劉伯溫)도「적천수(適天髓＝四柱推命)」·「기문천지서(奇門天地書)」·「금면옥장(金面玉掌)」등 많은 점서(占書)를 남기고 있다.

이와같이 군사와 점(占)의 관계는 밀접했다. 거기다 어느 군사도 정신과 육체를 단련시키기 위하여 선도(仙道)를 하고 있어서 말하자면 선인군사(仙人軍師)이다. 이와같이 선인군사를 양육하는 단체가 명나라 시대에는 여기 저기에 있었다. 명(命＝推命·星宗)·복(卜＝六壬·奇門·太乙)·상(相＝觀相·陽宇·風水)·의(医＝漢方·針灸)·산(山＝仙道) 등의 다섯 종류의 술(術)을 기본으로하여 가르치는 데서부터 오술파(五術派)라고 부르게 되었다.

역대 중국의 총리나 재상에 있었던 사람들을 보면 흔히 이 오술에 능숙한 사람이 많았다.

● 적선파(積善派)

거슬러 올라가면 포박자(抱朴子) 속의 대속편(対俗篇)에 나오는 운명전환법(運命転換法)을 기본으로 하고 있다. 후일에 불교의 인과응보(因果応報) 등의 사상이 가미되었다. 불교도에도 애독된 이창령(李昌鈴)의 태상감응편(太上感応篇)은 남송(南宋) 초기에 나왔다.

도교(道教)와 선도(仙道) 55

　이 파의 기본이 되는 사상은 아궁이의 신이 60일에 한 번 경신(庚申)날에 천상(天上)의 사명(司命)의 신이 그 집의 사람들의 선행과 악행을 보고한다. 만일 그 사람의 선행이 악행보다 많을 때는 그 정도에 따라 수명을 길게 하고 지위도 높여 준다.
　그 반대가 되면 수명을 줄이고 지위도 내린다. 그래도 부족할 때는 자손에게도 미치게 한다.
　명나라 시대에는 이 구체적인 선악의 점수를 기록한 공과격(功過格)이라고 하는 것이 유행했다. 이것을 보고 자신이 행한 선행과 악행을 채점해 나간다면 그해의 연말에는 자신의 선악의 보답이 어떻게 되는가 알 수 있게 되는 편리한 것이다.
　같은 시대에 각세경(覚世経)이라고 하는 것도 유행이었다. 이것을 외우면 나쁜 인연이 없어진다고 해서 크게 번졌다. 이 파가 완성되는 것은 원료범(袁了凡)이라고 하는 사람으로부터 비롯되었다. 그는 음즐록(陰隲録)이라는 저서를 통하여 자신의 운명이 선행에 의해 어떻게 변해 갔는가를 실례를 들어서 상세하게 수록했다. 이것은 단순한 선행에 대한 권장이 아니며, 하나의 철학으로서 훌륭하게 성립되었다. 점험(占驗)의 운명 예지에 대한 운명 전환을 위한 파라고 할 수 있다.
　원료범은 후일 황제로부터 신임을 받아 명나라의 송응품군(宋応品軍)의 주사로서 조선의 함경도에 군사를 파견

하여 일본군을 격파하였다.

　이 파의 수행(修行＝수행보는 행위)은 부록파와 흡사하여 선도(仙道)를 하지 않는 사람들에게 인기를 얻었다. 흔히 중국인의 집으로 가면 근세문(勤世文)이라는 글이 있고 민요에도 근세가라고 하는 것이 있다. 이것은 모두 이 적선파의 가르침에서 유래되어 온 것이다.

선도(仙道)의 역사와 파벌

 도교(道敎)와 선도(仙道)의 관계에 대해서는 대충 알게 되었을 것으로 생각된다. 그럼 선도(仙道)는 곧 도교(道敎)인가? 이것은 좀 미묘하다. 그것을 여기서 설명하면서 선도(仙道)의 역사를 풀어나가볼까 한다.
 단순하게 본다면 선도(仙道)는 단정파(丹鼎派)라고 보아도 된다. 왜 그런가 하면 이 파는 그 자체가 선인(仙人)이 되는 것을 목적으로 하고 있기 때문이다. 그러나 이 파의 수행법(修行法)은 육체 단련에 약간 기울어져 있다. 그래서 흔히 미완성의 선인(仙人)이 나오게 된다.
 세속의 욕심만을 추구하는 선인, 육체의 향상만을 추구하는 선인, 초능력을 습득하여 남을 함정에 빠뜨리는 일만 생각하고 있는 선인, 모두 이 육체단련에만 마음을 쏟아온 사람들이다.
 이러한 선인들을 보고 선도(仙道)에서는 시수귀(屍守鬼)라고 한다. 육체단련마(肉体鍛鍊魔)라고 해도 된다.
 육체의 수행법(修行法). 이것은 선도(仙道)의 반밖에 되지 않는다. 그래서 육체의 수행을 마쳤다고 해서 선인이 되는 것은 아니다. 선인의 절반 과정만 마쳤을 뿐이다.

남은 반을 수성(修性)이라고 한다. 성은 섹스의 성이 아니며 성격이나 성정(性精)의 성, 다시 말하면 정신면을 말하고 있는 것이다. 수성(修性)이란 정신수성(精神修性)을 말한다. 여기에는 경전파의 도가철학(道家哲学)이나 불교철학. 거기에 적선파(積善派)의 가르침 등이 포함되어 있다.

성(性)과 명(命)의 두 개. 이것을 성명쌍수법(性命双修法)이라고 해서 진실한 선인이 되기 위해서는 절대로 필요한 수행법(修行法)이다. 그러면 성명쌍수법(性命双修法)을 마치게 되면 선도(仙道)는 완전해지는가 하면 그렇지는 않은 모양이다.

예를 들면 진박(陳博)처럼 점술로 유명한 선인들이 많이 있다. 단정(丹鼎)을 수신(修身)이라고 하는데 반해서 점술은 구민(救民)이라고 하여 민중을 돕는데 빠뜨리지 않는 것으로 되어 있다.

내가 만난 허진충씨나 이낙구씨에 있어서도 사주추명(四柱推命)이나 풍수(風水=墓相) 등을 실제로 잘 연구하고 있었다. 부록파(符錄派)의 선인으로서도 부적을 여기 저기 부치고 주문을 외우고 있는 것만은 아니다. 이러한 것의 효과를 진실로 나타내기 위하여 단정(丹鼎)에 의한 초능력을 개발하고 있는 것이다.

이렇게 보면 단순히 단정(丹鼎)은 곧 선도(仙道) 라고는 할 수 없다는 것을 알게 된다. 그러나 한 가지만 확실히 말할 수 있는 것이 있다. 그것은 어떤 도교(道教)의 파벌이라도 단정파(丹鼎派)의 수행(修行)을 빼낸다면 도교(道教)일 뿐 선도(仙道)라고는 할 수 없다.

옛날에는 이 단정파의 선도(仙道)에 파라는 것이 없었다. 그러나 지금에 와서는 많은 파로 분리되어 있다.

그런데 선도(仙道)에 대한 말이지만, 원시천존(元始天尊)이라는 신이 중국 역사에 꼭 나오는 삼황(三皇)의 한 사람 복희씨(伏羲氏)에게 전하고 복희씨는 신농씨(神農氏)와 광성자(広成子)에게 전했다고 한다. 그 후에는 역시 전설상의 황제(皇帝) · 황제(黃帝)에게 전해지고 다시 노자(老子)에게 전해졌다고 한다.

노장(老莊)의 시대에는 유명한 선인(先人)이 많이 있었던 모양이다. 어느 파에서도 창립자는 이 시대의 선인들이었다고 한다. 크게 대별한다면 관윤자(関尹子)의 계통과 왕소양(王少陽)의 계통으로 나누어 볼 수가 있다.

관윤자의 계통은 문시법파(文始法派)라 불리고, 점술 선인, 북송(北宋)의 진박(陳博)이 이 파의 선인으로서 유명하다. 노장(老莊)과 같은 무위자연(無為自然)의 철학을 가르침의 근본으로 하고 있으며, 우선 정신을 최고까지 높이고 그에 의해서 육체를 콘트롤한다고 하는 다른 파와는 반대의 수행법(修行法)를 취한다.

정신면에서의 깊이는 선도(仙道)의 파벌 중에서 최고이지만 수행법(修行法)이 너무나 어려워 거의 전할 사람이 없다. 다만 다른 파에 영향을 미치게 한 것 뿐이다.

　왕소양의 계통은 신선술(神仙術)의 파이며 요가처럼 먼저 육체를 콘트롤하고서는 정신을 높이는 것으로 비교적 수월하다. 종리권(鍾離权)·여동빈(呂洞賓) 등 전설적인 선인(仙人)이 이 파의 수행을 많은 제자에게 전하여 많은 분파가 생겼다.

　북송(北宋)의 유해담(劉海贍)은 종리권의 제자의 한 사람으로서 사천성(泗川省)의 청성산(青城山)에 살고 있을 때부터 청성도인(青城道人)으로 유명했다. 그러나 청성파라고 하는 비전(秒伝)을 그다지 공개하지 않았다.

　이 유해담은 원(元) 시대에 장자양(張紫陽)이라고 하는 제자에게 술을 물려 주었다. 이 파는 후일에 남파(南派)로 개칭하여 쌍수법(双修法=남녀 상방이 기(気)를 받아들인다) 방중술(房中術)의 대표적인 파가 된다.

　북송(北宋) 시대에 또 한 사람의 선인이 나타났다. 장삼방(張三房)이라 하여 태극권(太極拳)의 원조로서 알려져 있다. 신장은 2미터 이상, 눈과 귀가 크고 1년을 통하여 한 장의 옷으로 지냈다고 한다.

　원말(元末)에 한 번 죽었으나 소생하여 문시파(文始派), 남파(南派)를 마스터하고 무당산에 은거하기를 수 년.「무근수(無根樹)」·「장삼방대도지요(張三房大道指要)」를 남기고 언제 사라져 갔는지 없어졌다고 한다. 장삼봉은 무도가(武道家)이기도 했으며 무도와 선도와의 관계는 이 파(派)

를 배우면 잘 알 수가 있다. 이 파는 삼방파라 하여 역시 쌍수법방중술(双修法房中術)의 파이다.

종·여의 두 선인은 남송 시대에도 나타나서 왕중양(王重陽)이라고 하는 사람에게 오의(奧義)를 물려주었다.

이것은 전진교(全眞教)의 교사(教史)에도 남아 있는 것으로서 '고송(高宋) 33년 함양의 감하진에서 왕진인(王鎭人)은 종·여의 두 신선(神仙)을 만나 구역(口訳)을 받았다' 라고 기록되어 있다. 전진교도(全眞教徒)는 이것을 감하(甘河)의 우선(遇仙)이라고 부르고 있다.

이 파는 북파(北派)라 부르고 있으나 일반에게는 전진교(全眞教)로서 알려지고 있다. 2세의 마단양(馬丹陽)은 금(金)의 왕조로부터 의뢰를 받아 3세 구장춘(丘長春) 때 징기스칸의 신앙을 얻게 된다. 이로 인하여 이 파는 화북 일대에 널리 파급되어 같은 시대에 일어난 태일교(太一教), 진대도교(眞大道教)와 세력을 다투었다. 이 두 개의 교도 도교(道教)의 일파였으나 멸망하여 오늘날에 와서는 어디에 속하고 있는지 알 수가 없다.

북파(北派)는 선(禪)의 교리가 가장 깊게 들어 있어 음침할 정도로 금욕적이다. 그래서 청정파(請淨派)라고도 한다. 시조 왕중양(王重陽)은 종·여 이외에 유행담의 수행법을 마스터하고 있었으나 마단양 이외의 제자에게는 전하지 않아 그것으로 인해 이 파의 수행법에는 일절 방중술이 취급되어 있지 않다.

우리들 속인들의 입장에서 본다면 아무 흥미도 없는 파이다. 그러나 비전(秘傳)을 잘 공개하고 있는 이상, 수행법도 구체적이고 어렵지 않아 많은 사람이 이 파에 들어간다.

마단양·구장춘 이외에 다섯 사람의 제자가 있어서 북칠진(北七眞)이라고 부르고 있다. 각각 일파의 시조가 되었으나 전진교로서 잘 정리되어 있다.

이 가운데서 구장춘의 파는 용문파(龍門派)라 칭하고 명나라 시대에 207세 선인으로서 앞에서 소개한 오중허, 청나라 시대에 유화양의 2대 선인(二大仙人)을 내었으며 타파에서는 오유파라고 부르고 있었다.

이 밖에도 원대(元代)로부터 청대(淸代)에 이르기까지 많은 단정파(丹鼎派)가 생겨났다.

원(元)의 이도순(李道純), 제자인 황원길(黃元吉)은 청정파의 교리에 유교 사상을 도입하여 유가도교(儒家道敎)라고도 할 수 있는 중파(中派)를 창립했다.

명(明)의 가정 연간(嘉靖年間)에 또다시 여동빈이 나타나서 육잠허(陸潛虛)라고 하는 사람에게 구역(口譯)으로 물려주었다. 육은 여기에 삼봉파선도(三峯派仙道)와 티벳의 라마교, 인도의 요가 등을 도입하여 동파(東派)라고 하는 가장 뛰어난 수행법을 가지는 파가 되었다.

이 속에 나온 삼봉파(三峯派)라고 하는 것은 남북조 시대(南北朝時代)의 장삼봉이라고 하는 선인이 엮어낸 파로서 젊은 여성으로부터 일방적으로 양기(陽氣)를 흡수한다고 하는 단수법(單修法)의 방중술(房中術)을 사용한다. 「중국 선도 방중술 입문(中國仙道房中術入門)」은 이 파의 수행법을 쓴 책이다.

이 파와 삼방파(三方派)는 혼동하기 쉬운데 전혀 관계가 없다.

여동빈은 또 이함허(李涵虛)라고 하는 유명한 선인에게도 구역(口譯)해 준다. 이 파를 서파(西派)라 하는데, 역시 티벳의 라마교의 영향을 받아 동파(東派)의 수행과 흡사하다. 다만 동파에 비하면 정도가 약간 떨어져 있는 것 같다.

이함허는 여동빈으로부터 구역(口譯)을 물려 받기 전에는 장삼봉에게 배웠다고 한다. 그의 손이 된 삼방전집(三丰全集)은 그 수행법을 정리한 것이다. 청대(淸代) 함풍 연간(咸豊年間)에 죽었다고 하니 이 역시 장생한 것이다.

이 단정파 선도(丹鼎派仙道)가 많은 분파로 갈라져 있었던 시대에 한방의학에 있어서도 많은 학설이 생겨나고 있었다. 금(金)·원(元) 의학을 기본으로 하여 명말(明末)에서 청(淸)에 이르기까지 급격히 발달하여 마침내 시방(時方)·온병리론(溫病理論)으로써 완성되었다. 이 이론에 의하여 치료법이 향상되고 병사(病死)하는 사람이 적어져서 중국의 인구는 단 시일에 몇 배나 되었다.

선도도 이 영향을 받아 지금까지 흩어져 있던 수행법이 의학의 이론에 의해서 체계를 세우게 되었다.

청말(淸末)에서 국민 정부의 초기에 걸쳐서 중국에 들어

온 서양 의학은 한방의학을 자극하여 근대화를 촉진시켰다. 성의(聖医)라고 하는 장석순(張錫純)을 정점(頂点)으로 한 금방(今方)의 등장이다. 지금 중국에서 실시되고 있는 중서의학합체(中西医學合体)의 시초이다.

선도 역시 용문파의 조피진(趙避塵)이 근대생리학과 과학을 도입하여 「성명법 결명지(性命法 訣明指)」를 저술하여 선도 근대화에 공헌했다. 그 후 계속해서 이 종류의 책이 출판되었다.

신중국이 되어서부터는 중국 의학의 일부로서 선도의 기공(氣功=호흡)법이 태극권 등과 같은 양생(養生) 의학으로서 근대의학의 분석이 가해지고 새로운 치료법과 건강법으로서 각광을 받게 되었다.

비밀의 베일만은 벗겨졌을 뿐, 정신과 육체의 동시 단련이라고 하는 단정(丹鼎)의 목적은 그대로 살아 있다.

이러한 근대 선도(仙道)를 취급한「기공치료여보건 (氣功治療與保健)」·「기공건신법(氣功健身法)」이라고 하는 책이 오늘날에도 홍콩에서 계속 발행 되고 있다.

이것은 단순한 양생의학서(養生醫學書)로서만이 아니라 선도(仙道) 그 자체를 올바르게 배우는 데도 도움이 된다.

대만에서는 신구(新旧)가 혼합되어 있으나 그 가운데서 수명(修命) 뿐만 아니라 수성(修性) 쪽에도 양자역학(量子力學)이나 분자생물학(分子生物學)의 힘을 빌리고 풀어나가려는 움직임이 있다.

제3장

수수께끼의 힘 '기(氣)'

중국 선도(仙道)와 기(氣)의 구성 • **66**
정(精)이야말로 행동력의 근원이다 • **68**
몸 속을 도는 기(氣)의 불가사의 • **71**
기(氣)와 피(血)와의 관계 • **75**
의식과 무의식을 장악하는 불가사의한 힘 • **77**
인체전기(人體電氣)와 선도의 기(氣) • **81**
기는 전기(電氣)인가 • **86**
기(氣)와 전기(電氣)의 만남 • **89**
자연계의 자기(磁氣)와 선도(仙道) • **91**
기(氣)의 학문 – 기문둔갑(奇門遁甲)의 신비 • **94**

중국 선도(仙道)와 기(氣)의 구성

 자, 여기서부터는 선도(仙道)에 있어서 가장 중요한 기(氣)에 대하여 여러 각도에서 접촉해 보기로 하자.
 일본에서도 기(氣)에 대하여 많은 서적이 나와 있으나 거의 모두가 정신적인 것으로 보고 있다. 침구(針灸) 등에서 약간 물리적인 견해를 가지게 되었으나 구체성(具体性)이라는 점에서는 아직도 요원하며 외계(外界)의 기(氣)에 대해서는 전혀 연구가 미치지 못하고 있다.
 중국에서는 선도(仙道) 뿐만 아니라 태극권이나 침구·한방에도 제법 구체적인 힘과 작용으로서 기(氣)를 받아들이고 있다. 예를 들면 열감(熱感), 아력감(圧力感), 유동감(流動感) 등이 그것이다. 감(感)이라고 쓰게 되면 정신적인 것을 곧 연상하게 되지만 실제는 구체적인 감각으로서 기기(機器)로 측정할 수 있다. 그러나 물리적인 힘 이외에 더 다른 것이 포함되어 있는 것도 확실하다. 의식 작용이나 직감 등이 여기에 해당된다.
 이렇게 넓은 의미에서의 기(氣)를 중국 의학이나 선도(仙道)에서는 작용에 따라 정(精)·기(氣)=〈좁은 의미에서〉·

신(神)=〈정신작용〉으로 나눈다. 이것을 삼보(三寶)라고도 하는데, 선도 수행에 있어서 중요한 것이다.

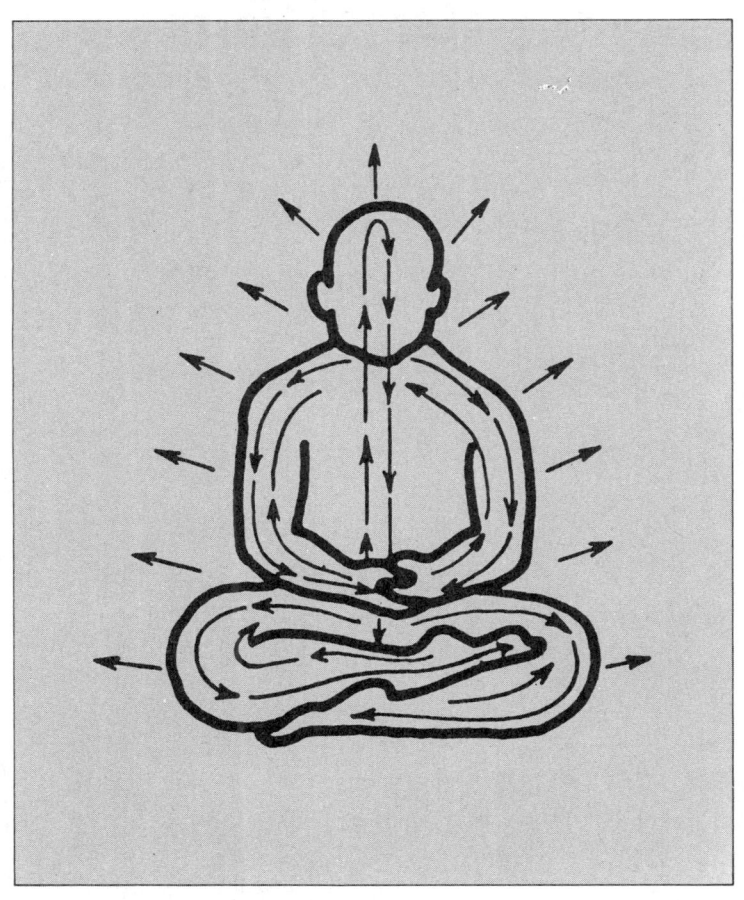

정(精)이야 말로 행동력의 근원이다

그래서 우선 정(精)으로부터 생각해 보기로 한다. 정(精)이란 간단히 말하면 정력(精力)·정액(精液)의 정(精)이다. 다시 말하면 섹스의 근원이 되는 힘이다. 성욕이 왕성한 사람은 행동이 활발하다. 그와 반대로 정력이 쇠퇴한 사람은 무슨 일을 해도 기력이 없다.

섹스라고 하면 젊은 여성들은 얼굴을 돌리고 남성에게 비웃음을 준다. 그러나 정(精), 그 자체는 그렇게 더러운 것이 아니다.

뭐 하나 가진 것이 없는 범인(凡人)이라 해도 섹스에 의해 자손이라는 최고의 창작물을 만들고 영원히 자신의 유전자를 가진 생물체를 승계시킬 수가 있는 것이다.

이런 점에서 본다면 정(精)은 훌륭한 에네르기를 비장하고 있다는 것을 알게 된다.

그 밖에도 흔히 과학자나 정치가들이 위대한 업적을 세우고 있으나 이것은 모두 정력에 의한 것이다. 알렉산더나 나폴레옹 등의 영웅들도 남들보다 강한 정력을 가지고 있었다고 한다.

정(精)이야말로 행동력의 근원이다. **69**

　남녀가 성숙해지면 무조건 이성(異性)을 찾게 되는데 이 것 역시 정력에 의한 것이다. 본인들은 진실하게 깨끗한 사랑이니, 순수한 사랑이니 하고 정신만의 사랑이기를 강조하지만 실제에 있어서는 한 인간의 몸이 성숙하게 되면 성욕이 고조되어 하반신이 상대를 찾고 있을 뿐이다. 정력없이 깨끗한 사랑이나 순수한 사랑이 이루어질 수는 없는 것이다.
　그 증거로 남자는 정액이 생겼을 나이, 여자는 맨스가 있을 나이에 가장 깨끗한 애정이 고조된다.
　선도나 중국 의학(한방과 침구)에서도 정(精)을 후천(後天)의 정, 선천(先天)의 정의 두 개로 분리하고 있다.
　후천(後天)이란 글자 그대로 태어난 후에 얻은 힘, 선천(先天)이란 태어날 때부터 지니고 있는 힘을 말한다.
　후천의 정은 탁정(濁精)이며 원래는 무형(無形)·무액(無液)인 선천의 정이 유형·유질화(有質化)된 것이다. 남성의 정액·여성의 애액(愛液) 등이 여기에 해당된다. 흔히 정액이나 애액을 정력을 내기 위하여 마시는 사람이 있으나 전혀 무익하다고는 할 수 없다. 다만 상대가 깨끗하지 않으면 대장균까지 마시게 된다.
　선도에서는 이 속에 다음의 세 가지의 성분이 함유되어 있다고 본다.
● 정액(精液)⇨ ① 정자(精子) : 생식용(生殖用) ② 액체(液体) : 독소화(毒素化) ③ 양기(陽気) : 생명용(生命用)

그 속의 정자는 자손을 만들기 위해서 사용되고, 액체는 가스가 된다. 선도에서 필요한 것은 그 속의 양기 뿐이다.
　선천의 정은 태어날 때부터 지니고 있는 정으로 원정(元精), 또는 무형·무액의 정이라고 부르고 있다. 후천의 정처럼 물질화 되어 있지 않는 정이며, 오히려 정력이라고 하는 쪽이 이해하기 쉽다.
　이것은 인간의 행동력이 되는 근원이 되는 힘이다. 후천의 기(氣)=〈陽氣〉를 정액으로 변하게 하는 일만이 있는 것이 아니라 선천의 기(氣)와도 밀접한 관계를 지니고 있다.

몸 속을 도는 기(気)의 불가사의

　기(気)는 기력(気力) 단기(短気), 활기(活気), 기분(気分) 등에서 나오는 기(気)이다.
　일본어에는 기(気)라고 하는 말을 사용한 숙어가 많이 있다. 옛사람들이 얼마나 기(気)라고 하는 것을 중시해 왔는가를 알 수 있다.
　최근 한방이나 침구가 성행되어 있으나 모두 이 기(気)라고 하는 것을 이론의 중심에 대기시키고 있다. 환자의 상태를 볼 때 실증(実証)·허증(虚証)을 구별하지만, 비대하고 체중이 무겁다고 해서 실(実)이라고 한다거나, 여위고 체중이 가볍다고 해서 허(虚)라고 하는 분류를 하고 있지 않다. 원기가 넘치고 있는 상태를 실증(実証)이라고 하고, 원기가 없는 상태가 되어 있을 때를 허증(虚証)이라고 한다. 이 원기야 말로 지금 설명하고 있는 기(気), 바로 그것이다.
　서양 의학에서는 전혀 잡아낼 수 없는 것을 중국 의학에서는 당연한 것으로 사용하여 훌륭한 치료 효과를 올리고 있다. 특히 침구의학에서는 기(気)의 반응점(反応点)으로서 혈(穴)을, 기(気)의 흐르는 길로서 경락(経絡)을 의학

이론의 중심에 두고 있다.

이 점도 정(精)과 같이 선천의 기(気)와 후천의 기(気)의 두 가지로 분리하고 있다.

후천의 기(気)는 다시 다음의 세 가지의 기(気)로 세분(細分)된다.

```
                    ┌─ 호흡(呼吸)의 기(気)  (天気)
     후천의 기(気) ──┼─ 영위(栄衛)의 기(気) (地気・水穀의 気)
                    └─ 오장(五臟)・경락(経絡)의 기(気) (陽気)
```

호흡의 기(気)는 중국 의학에서 천기(天気)라고 부르며 폐(肺)에 들어가서 호흡 활동의 근원이 되기 때문에 공기에 해당된다.

영위(栄衛)의 기(気)란 중국 의학에서 지기(地気)라 하여 대지에 둘러싸여 있는 기(気), 다시 말하면 식물(食物)이나 물의 기(気)를 말한다.

위나 비(脾)를 통하여 인체에 들어오기 때문에 별명이 음식 영양의 기(気), 수곡(水穀)의 기(気)라고도 한다.

오장(五臟)・경락(経絡)의 기(気)가 이른 바 침구 의학의 경락을 흐르는 기(気)이다. 경(経)이란 간선(幹線)의 의미이며 열 두 개의 정경(正経) 〈항상 기가 흐르고 있다〉, 여덟 개의 기경(奇経) 〈정경이 넘쳤을 때의 예비〉으로부터 되고 오장육부에 이어져 있다.

낙(絡)은 연락을 의미하며 열 다섯 개의 낙(絡)이 각경(各経)을 잇고 있다. 이 밖에도 섬세한 낙맥(絡脈)이 몸속에 그물의 눈처럼 조직되어 있어 기(気)를 몸속의 구석구석까지 보내고 있다(상세한 명칭은 다음에 설명하기로 한다).

이 경락을 흐르는 기(気)는 인간의 생명 활동의 기본이 되어 있다. 여기에 의식을 강하게 하면 유감화(有感化) 되어 양기라고 하는 것으로 변한다. 선도의 수행은 이 양기를 기경팔맥(奇経八脈)에 자유로이 흐르도록 하는 것부터 시작되는 것이다.

양기는 감각으로서 느껴지는 데서부터 유감(有感)의 기(気)라고도 한다. 기가 완전히 유감화된다면 틀림없이 선인의 제1보를 내딛었다고 생각해도 된다.

선천의 기(気)는 원기〈모태내에 있었을 때 흘러온 기〉, 진기(眞気) 〈精気라고 하며 생명을 받았을 때 처음으로 얻은 기〉 등으로부터 이루어진다.

이 기(気)는 모태내(母胎內)에서 생(生)을 받았을 때 기경팔맥(奇経八脈)에 흐르고 있던 기(気)이며 태어난 뒤에는 호흡의 기(気) 〈天気〉, 수곡(水穀)의 기(気) 〈地気〉 등의 자연계의 기(気)를 오장경락(五臟経絡)의 기(気)로 변화시키는 일을 한다. 절대로 감각적으로 느낄 수 없기 때문에 무감(無感)의 기(気)라고도 한다. 인간의 생명활동의 깊은 곳에 있는 근원적인 기(気)이다. 후천의 기(気)를 발생시키면서도 그 보급을 받아 소모시킨 것을 보충해 간다.
 아이들은 양기보다 이 원기 쪽이 많고 기가 정으로 변하여 넘치는 일은 없다. 아이들에게는 에네르기가 넘치고 있는 것은 이것으로 비롯된다.
 또 보통 '원기가 없다'고 하는 경우에는 후천의 기(陽気)가 없다는 의미이며 만일 참으로 원기(先天의 気)가 없어진다면 죽고 만다.
 이제부터는 기(気)와 양기(陽気)를 이해하는데 혼동하기 쉽다. 이것은 절대로 헝클어져 있는 것이 아니므로 양해해 주기 바란다.
 그것을 구별하는 데는 양기라고 하는 경우는 어디까지나 육체의 오장경락을 흐르는 기를 말한다. 더 엄밀히 말한다면 오장경락 속에 유감화(有感化)한 것을 말한다.
 여기에 대하여 단순히 '기'라고 하는 경우 천지(天地)의 기로부터 시작되어 뒤에서 말하게 되는 의식(神)과 관계가 있는 제육감적인 기까지 모든 기를 포함한다.

기(気)와 피(血)와의 관계

기(気)에 대해서 설명한 김에 피(血)에 대해서도 말하고자 한다.

중국 의학에서는 이 두 개의 관계는 중요시하고 있으며 기가 흐르는 곳에 피도 흐르고 기가 멈추는 곳에 피도 멈춘다고 말하고 있다. 기가 경락을 흐르고 있는 데 대해서 피는 혈맥(혈관)을 흐르고 있다. 물론 중국 의학에서 설명하지 않아도 서양 의학에서는 혈관의 존재는 해부학적으로 확인되어 있다. 뿐만 아니라 혈관 속을 흐르고 있는 성분의 섬세한 점까지 분석되어 있어 도저히 중국 의학으로서는 미치지 못한다.

그러나 여기서는 기(気)와의 관계를 설명하고자 하므로 비합리적인 것이라도 중국 의학의 해석에 의한 혈액의 개념을 알아주면 좋겠다.

후천의 기에서 수곡(水穀)의 기에 대하여 설명했다. 이 수곡의 기는 다음의 두 가지의 요소로서 되어 있다.

수곡의 정기(맑게 하는 것)……영(営)이라고 하며 경맥 속으로 흘러 장부(臓腑)에 수분을 공급한다.

수곡의 한기(悍気) (흐리게 하는 것)……위(衛)라고 하며 경맥의 바깥쪽을 흘러 생체(生体)를 보호한다.

이 가운데 수곡의 정기는 중초(中焦―胃・脾・小腸・大腸)에 의해서 수분을 흡수하여 빨갛게 변하여 피로 된다. 그리고 혈맥에 들어가, 기와 함께 전신에 돌게 된다고 한다. 다시 말하면 중국 의학에서 말하는 피는 수곡의 기가 변한 것을 말한다.

기(気)가 생명의 기본이 되는 에네르기를 어느 부분에 보내면 동시에 피도 거기에 필요한 물질적 성분(산소・영양분)을 거기에 보내게 되는 것이다.

그래서 기가 모이는 장소에 열이 발생하는 것을 간단히 이해할 수 있다. 거기에는 현실적으로 산소의 연소가 일어나고 있는 것이다. 역으로 비혈이 된 부분에 기를 집중시키면 피도 모이게 되어 곧 치유된다는 것이다. 기의 단련이란 피의 운동을 고조시키는 데에도 있다.

의식과 무의식을 장악하는 불가사의한 힘

신(神)이라고 하면 누구나 곧 종교적인 신을 생각하게 된다. 그러나 중국 의학도 의학인 이상 거기에까지 개념을 미치게 하고 있지는 않다.

여기서 말하는 신(神)은 신경이나 정신 등에서 나오는 신(神)을 의미하고 있으며 지금의 말로 말한다면 의식 작용에 해당된다.

실신(失神)이라는 말이 있는데 중국 의학에서는 신이 없어졌다는 의미가 아니며 의식 불명이 된 것을 말한다.

정(精)이나 기(気)처럼 선천(先天) · 후천(後天)의 신(神)으로 분리된다.

후천의 신은 식신(識神)이라고 부르며 의식을 수반한 정신 활동을 말한다. 이에 대하여 선천의 신은 불신(不神)의 신이라고도 하며 무의식의 정신 활동을 의미한다.

대체 무의식의 정신 활동 같은 것이 과연 있는가, 하고 생각하게 되지만 앞에서 설명한 선천의 정(精)과 선천의 기(気)를 상기시켜 보면 뭔가 알게 된다고 생각된다. 각각 유형화(有形化)한 후천의 정, 유감화(有感化)한 후천의 기를 낮게하는 기분이 되는데도 자신들은 형태도 없고 감각도 느끼지 않는다. 즉, 그 작용이 있을 뿐이다.

선천의 신(神)도 이와 같다. 다만 신(의식) 자체는 이미 물질적으로 느낄 수 없기 때문에, 더욱이나 무의식화되어 있는 것으로 된다면 물질로 되어 있는 우리에게는 도무지 느낄 수가 없게 되는 것이다.

이것을 알기 쉽게 설명하기 위해서는 지금은 역시 신경계(神経系)의 이론을 논하게 되면 이해하는 데 도움이 될 것이다(단, 신경계가 '신(神)'이라고 하는 것은 아니다. 여기에 주의하고, 또 이것은 어디까지나 예(例)이다.)

가령, 동물 신경계의 운동을 후천의 신(의식 활동)으로 옮기게 되면 머리에서 생각한 일(의식)이 신경을 통해서 손·발·눈에 운동을 명령한다. 그렇게 되면 둔한 사람을 제외하면 즉각 이것이 의식 그대로 움직인다.

이에 대해서 심장이나 항문 등은 불수의근(不随意筋)이라고 하는 근육에 지배당하여 의식으로 명령해도 움직이지 못한다. 모두 식물 신경계(植物神経系) 〈자율신경〉이라고 하는 신경계에 의해 콘트롤되어 모르는 사이에 생체(生体)가 유지되도록 되어 있다. 이것을 선천의 신(神)의 운동으로 바꾸어 생각해 보면 잘 알게 될 것이다.

이상 정(精)·기(気)·신(神)의 관계를 그림으로 나타내 보면 다음에 나오는 도표처럼 된다.

화살표가 일반적인 인간의 생명 활동이다. 선천의 신이

의식과 무의식을 장악하는 불가사의한 힘   79

선천·후천 정·기·신 관계도 (先天·後天精氣神流行圖)

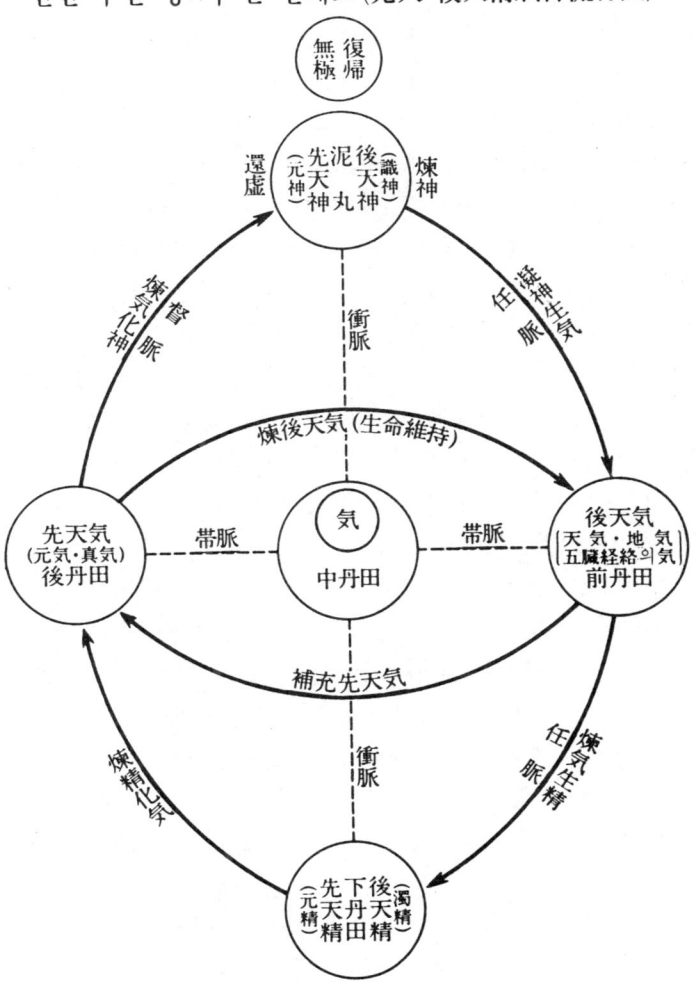

후천의 신을 운동시켜 의식 활동을 일으키면 선천의 기가 운동하여 후천의 기를 천지(天地)의 기로부터 받아들여 오장 경락의 기로 변화시킨다. 그리하여 이 기가 정력이 되어 선천 정(先天精)의 운동에 의하여 후천 정(後天精―정액)에 받아들여 정자와 함께 배설되는 것이다.

이것이 섹스의 쾌락이 되는 것이다. 또 이러한 성욕을 향한 운동 이외에 생명 유지를 위하여 선천 신(先天神)의 운동에 의하여 선천과 후천의 기가 순환하고 있다.

그리고 나이가 들어 정(精)이 고갈되고 선천의 기(気)도 없어지면 선천의 신(神)의 활동이 둔화되고 죽음을 맞이하게 된다. 그렇지 않아도 만일 이 정(精)과 신(神) 어느 쪽이 빠져도 병을 얻게 된다. 스스로 회복시키지 못하면 역시 저승으로 가게 되는 것이다.

선도(仙道)는 이 화살표의 역으로 하는 수행법으로 우선 정(精)에서 양기(陽気)를 흡수하고 전신에 미치게 하여 다시 원기를 움직이게 하여 아이들과 같은 몸으로 되돌아가게 한다. 그리하여 마지막으로 이 원기를 단련하여 물질에서 나온 의식체인 연신(煉神)을 만든다.

이것이 불로불사(不老不死)의 육체 즉 법신(法身)이다. 이 법신에 자신의 의식을 넣게 되면 완전한 선인(仙人)이 된다.

하지만 여기까지 가지 않아도 양기를 콘트롤할 수 있는 것만으로도 무병 장수는 약속할 수 있다.

인체 전기(人体電気)와 선도(仙道)의 기(気)

 중국 의학에서 말하는 기(気)를 정(精)·기(気)·신(神)이라고 하는 입장에서 접촉해 보았으나 선도에서 '기(気)'라고 하는 경우, 그것보다 훨씬 넓은 범위를 내포하고 있다.
 예를 들면 '기를 헤아리다'라는 경우의 기는 양기를 말하는 것은 아니다. 그럼 원기냐 하면 그렇지도 않다. 그런 물질적인 움직임은 아니다. 오히려 제 6 감적인 감각의 기다.
 지금의 검도는 죽도(竹刀)를 사용하고 있으나 옛날의 검술은 칼을 사용하여 목숨을 걸었다. '살기(殺気)'는 검술의 명인이라면 누구나 느낄 수 있었을 것이다.
 명검(名剣)을 만드는 사람들은 일순(一瞬)의 호흡에 의해 기(気)를 헤아릴 수 없으면 좋은 작품을 만들어 낼 수 없었다고 한다.
 중국의 태극권을 비롯한 무술도 모두 기(気)에 비상한 관심을 가지고 중시한다. 명인 사이에서는 그 기량보다 기가 뛰어난 쪽이 이겼다. 이 경우에도 생명 활동을 장악하는 기(氣) 외에도 상대가 공격해 오는 것을 미연에 헤아리는 기도 움직이고 있다.

다시 말하면 여기서 말하고 있는 기는 종교적인 직감력에 가까운 것으로 보인다. 그렇지 않으면 육체를 돌고 있는 기와도 밀접한 관계가 있어서 병환 등으로 생명력이 쇠퇴하면 이 직감적인 기도 쇠퇴한다.

아무래도 이 기의 움직임은 신(의식)과 관계가 있는 것 같다. 슬픔이나 놀라움으로 인하여 신이 혼란해지면 육체의 기도 혼란되어 흔히 무술의 명인이 기량이 훨씬 부족한 사람에게 당하게 되는 경우가 있다.

나는 선도를 하고서부터 상대의 마음 상태를 알게 되었다고 느껴졌는데 겨우 이 기로써 알게 된 모양이다. 상대가 슬퍼하고 있을 때나 화를 내고 있을 때 그 감정이 연기가 밀고 오는 것처럼 느낌이 온다.

그렇다면 나의 마음이나 신체(대체로 가슴에서 복부 부분에 많다)의 같은 부분에 그 상태가 그대로 나타난다. 이것은 나의 기가 상대가 발산시키고 있는 슬픔이나 기쁨의 기에 감응하고 있는 것이다.

대체 '기'의 정체는 무엇인가? 이것은 내가 선도를 시작한 이래 생각해 온 의문이다.

중국 의학에서는 '기(氣)'를 기본으로 하여 이론이 구성되어 있으나 구체적으로 지금의 과학에서 말하는 무엇에 해당되는가 하는 일에 대해서는 아직도 확고하게 대답할 수가 없다.
 허진충씨에게 질문하자, 기는 열(熱) 에네르기라고 대답했다. 확실히 의식을 집중시키면 열이 발생하고 '기'가 부족할 때는 그 부분이 차가와진다고 하는 사실이 증명되고 있다.
 그러나 생리학적으로는 하나의 설명으로 되지만 이것만으로는 '기'의 모든 것을 표현하고 있다고는 할 수 없다. 잘못 생각하다가는 자신의 생각대로 '기'의 개념을 성립시켜 이것이 '기'다 하고 납득할 가능성이 없지는 않다.
 중국 의학 쪽에는 그래도 경험에서 이 약은 허증(虛証)이니까 좋다든가 실증(実証)이니까 좋다든가 여기에 침을 놓으면 치유된다든가……하는 정해진 치료 체계가 있어서 그런대로 좋다고 할 수 있다. 기(気)의 개념 같은 것은 알고 있든지 모르고 있든지 아뭏든 그대로 하면 환자 치료라고 하는 최저선을 지킬 수가 있다.
 그러나 선도나 무도(武道)가 되고 보면 그렇게는 되지 않는다. '기'를 객관적으로 파악하지 못하는 한 엉뚱한 환각을 '기'라고 단정하기 쉽다. 침구나 한방처럼 구체적으로 확인해 볼 학문적인 체계가 없기 때문이다.
 그래서 선도에서는 이 '기'를 구체적으로 느낄 수 있는 방법을 찾아내었다. 찾아내었기 때문에 물론 선도라고 하는 것이 존재하고 있는 것이다. 그렇지 않으면 옛날의 크리스트교나 회교처럼 되어 있었을는지, 어떻게 되어 있을

는지, 아뭏든 알 수 없는 신을 숭배하기만 하는 의미없는 종교로 타락했을 것이다.

　신이라고 하는 것은 주관적인 것이기 때문에 같은 종교를 믿고 언제나 한 사람 한 사람 전혀 다른 이미지를 안고 있는 일은 흔하다.

　선도의 '기'는 상당히 객관적인 것이기 때문에 어떤 사람에게 물어보아도 같은 대답을 되풀이한다. 또 기계를 사용하여 측정할 수도 있다.

　그런데 이 선도의 '기'를 객관적으로 파악하기 위한 방법으로서는 후에 상세히 해설하는 소주천법(小周天法)에 있다. 호흡법과 의식의 집중에 의해 후천의 정(精)에서 양기를 흡수하여 하복부에 모은다.

　처음 이와 같이 흡수한 양기는 다만 뜨거울 뿐이지만 경락(経絡)에 들어가게 되면 액체로서 느껴진다. 마치 가느다란 관을 지나가는 뜨거운 물과 같다. 이상한 일은 이러한 감각 이외에 악력이나 자석처럼 물질을 당겨 붙이는 듯한 느낌도 있다.

　거기다 외적(外的)·내적(内的)인 상황의 변화에 의해 각각(刻刻) 변해가는 감정의 움직임도 이 양기와 밀접하게 관계된다. 기쁠때나 기분이 상승할 때 양기는 실로 미끄러져 가는듯이 흐른다. 역으로 슬플 때나 무서울 때의 양기의 흐름은 멈추는 쪽으로 기울어진다.

　침구 의학의 고전(古典)에 「황제내경(黃帝内経)」이라는 책이 있다. 그 속에 '怒則気上, 悲則気消, 恐則気下, 労則気耗, 思則気造'이라는 문장이 있다. 이 문장을 해석하면 다음과 같다.

'화를 내면 기가 오르고 슬퍼하면 기는 죽는다. 겁을 먹으면 기가 내리고 피로하면 기는 소모된다. 너무 생각하면 기가 작아져서 나갈 곳이 없다.'

감정과 기의 상태를 나타낸 것인데 선도를 수행해 보면 이것이 갑자기 구체성을 가지고 나타난다는 것을 알게 된다. 실제로 양기가 죽거나 흐르지 않아 수행에 지장을 가져오게 한다.

거기다 감정적으로 변하면 강한 의식 작용을 하기 때문에 '기'는 경락을 통해서 자신의 오장(五臟)에 강한 영향을 준다.

그것 뿐만 아니라 육체에서 발산하여 상대의 '기'에도 영향을 준다. 중국 의학에서는 감정의 과도한 피로로 인해서 이러한 질환의 원인을 내인(內因)이라고 하고 오정(五情—怒·喜·思·憂·驚)에 의해서 각각 장부(臟腑)를 상하게 한다고 한다. 그래서 선도에서는 감정의 움직임에 특별히 주의를 하고 있다.

기(気)는 전기(電気)인가?

최근에 와서는 침구의학의 분야에서 이전탐색기(耳電探索器)를 비롯하여 혈(穴)이나 경락을 찾아내는 기구가 계속 발명되어 왔다. 그런데 이것들은 모두 전기의 힘을 빌리고 있다.

이러한 기기(機器)의 해설서를 보면 경락이란 전기가 잘 흐르는 곳이며, 혈(穴)은 그 반응이 강하게 나타나는 곳이라고 쓰여져 있다. 이것은 중국에서도 많은 실험에 의해서 거의 증명되어 있다. 다시 말하면 인체에 전기가 흐르고 있는 장소라고 생각해도 좋다.

전기 에네르기라면 당연 열이나 자기(磁気)도 발생시킨다. 그렇다면 선도의 양기와 같다고 볼 수 있다. 선도는 이 양기를 의식으로 콘트롤할 수 있다. 전기 에네르기가 양기라면 당연 의식으로 콘트롤할 수 있을 만하다.

나는 이전에 자주 친구중에 전기에 민감한 사람 (재미있는 것은 대체로 그런 사람은 영감(霊感)이 강하다)을 만나면 장난삼아 실험을 해보았다. 어떤 실험인가 하면 내가 손바닥을 30센티 정도 떨어지게 하여 가리고 그의 몸 속으로 흐르는 '기'를 이쪽의 좋아하는 방향으로 흐르게 한다.

눈을 감도록 하고 손이 어느 쪽으로 움직이는가 알 수 없도록 해도 어느 방향에 뭔가 쓰윽 흘러간다고 한다. 그것이 내 손이 움직이고 있는 방향과 같으니 재미가 있다.

이러한 일을 할 때는 꼭 손바닥에 의식을 집중시켜야 한다. 그렇게 하면 '기'가 집중되어 반사를 시작한다. 그 반사가 미치는 범위의 '기'에 대해서 움직이기 시작하는 것이다. 의식을 집중시키도록 하고 있는 쪽이 나다. 그래서 상대의 '기'를 당기게 되는 것이다. 몸 상태가 좋을 때는 5미터 앞에서도 압력으로써 느낄 수 있다.

양손의 손바닥을 좌우로 50센티정도 떨어지게 하여 의식을 집중시키면 압력이 나오게 된다. 그러면 양손 사이에 마침내 눈에 보이지는 않으나 구름같은 것이 있는 것처럼 느껴진다.

남의 손을 그 사이에 넣게 하면 훨씬 다른 반응을 나타낸다. 감각이 아주 둔한 사람은 '손 사이가 뜨겁다'고 한다. 좀 나은 사람은 '두 손바닥 사이에 공기의 흐름을 느낀다'고 한다. '강한 압력이 있다'고 하는 사람도 같은 정도이다. 민감한 사람은 급히 손을 빼낸다. 어떤가? 하고 물어보면 '전기에 감전된 것처럼 찌릿하다'고 한다.

이 밖에도 어떤 사람이라도 일단 '기'의 흐름을 느낄 수 있는 방법이 있었다. 상대의 손바닥에 이쪽의 손바닥을 가까이하여 의식을 주어 당기면 상대는 '뭔가 빨아당기는 듯한 느낌이 든다'라고 하고 내밀면 '뭔가 흘러 들어오는 느낌이 든다.'라고 말한다.

  중국 의학에서는 '기'가 부족한 것을 허증(虛証)이라고 하고 '기'가 넘쳐 흐르고 있는 것을 실증(実証)이라고 한다. 이 손에서 나오는 기를 허증의 환자의 환부에 보내면 기를 보낸 사람의 손이 차가와진다. 이것은 기가 흡수되어 부족해지기 때문이다.

  흔히 종교 단체 등에서 손바닥 요법(療法)이라고 하여 이에 유사한 것을 하고 있으나 내가 말하고 있는 것은 종교를 믿고 있지 않아도 할 수 있다. 다만 보통 사람의 경우 훈련하지 않아서 힘이 약하다. 정신을 집중하여 정력을 돕는 음식을 먹으면 누구나 이 손바닥 요법은 가능하다.

기(気)와 전기(電気)의 만남

 어느 날 전기 인간이라고 하는 친구가 찾아왔을 때 만일 '기'가 인체 전기와 같다면 보통의 전선에 흐르고 있는 전기와 같기 때문에 코오드에서 전기를 받아 넣을 수 있지 않는가 하고 이야기가 진전되었다.
 곧 실험해보니 코오드의 소켓 부분에서 손바닥을 향하여 뭔가 나오고 있었다. 마치 손에서 나오는 '기(気)'와 같은 감촉이었다.
 그래서 친구에게 오른 손에 소켓을 쥐도록 하고 왼손바닥을 펴고 편하게 있도록 했다.
 우선 이쪽의 손바닥을 쥐고 있는 오른손을 가리고 의식을 주었다. 그대로 움직여 왼손의 끝에까지 팔을 통해서 보냈는데 어느새 강한 '기'가 흐른다고 말했다. 그 사람 자신의 '기'에 전기의 '기'가 가해진 것이다. 다만 그다지 강하지 않아서 전류 그대로는 아닌 모양이었다. 콘센트에서 나오는 느낌에서 튀어나오는 전자가 아닌가 생각된다.
 다음은 왼손의 손가락 끝에서 손바닥을 가리면서 왔던 루우트로 되돌아 갔다. 친구가 '흐르는 감각이 콘센트를 쥔데까지 왔다'라고 말한 순간 튀어 올라 그것을 내던졌다. 어떻게 된 일인가? 라고 묻자 '쇼오트 되었다' 라고 말했다. '이렇게 되고 보니 전기 그 자체는 아니잖아' 라고 나는 말했다.

다시 콘센트를 쥐게하고 코오드의 훨씬 떨어진 부분에 손으로 가리고 어느 간격으로 그 친구에게 보내자 그 때마다 '파도가 밀고 들어오는 것처럼 기가 흘러 들어온다' 라고 했다.

이러한 실험을 되풀이하고 있는 동안에 확실히 자연계의 전기와 인체의 기의 사이에는 어떤 관계가 있는 것 같다는 생각이 들게 되었다.

자연계의 자기(磁気)와 선도(仙道)

'기'와 전기는 관계가 있는 이상 자기와도 당연히 관계가 있어야 한다. 손바닥에서 나오는 기에는 흡인력(吸引力)과 압력이 있다고 말했는데 자석에도 같은 작용을 한다.

어느 날 H라고 하는 사람으로부터 몸 상태가 좋지 않으니 봐달라는 부탁을 받아 언제나처럼 환부도 묻지 않고 손바닥을 그의 머리 끝에서 발 끝까지 가려보았다.

병이 있는 곳이나 외상을 입은 부분에서는 일종의 반사선이 나온다. 때로는 흡인(吸引)하는 것같은 힘이 움직이고 있을 때도 있다.

열증(熱症)의 경우에는 내 손바닥이 뜨거워지고 한증(寒症)의 경우에는 기가 빨려나가 차가운 느낌이 든다. 그런데 이 사람의 경우는 약간 다른 데가 있었다. 등 전체에서 전기 콘센트에서 나오고 있는 기와 흡사한 것이 흘러나오고 있었다.

'어깨에는 이상이 없읍니까' 하고 물어보자 '아니 상태는 좋습니다'하고 대답했다. 이렇게 확실히 나타나고 있는데 이상하다는 생각이 들었다. '사실, 당신의 어깨 부분에서 강한 기가 나오고 있습니다' 하고 다시 묻자 '아, 이것 때문이 아닌가요.' 하면서 몇 십 개나 되는 작은 자석으로 된 목걸이 같은 것을 꺼내었다.

그는 '이걸 하고 있으면 어깨가 저리지 않습니다' 라고 했다. 나는 그 목걸이같은 것을 책상 위에 놓고 손으로 가려보니 확실히 방금 느꼈던 '기' 그대로였다.

과연 자석에서 나오는 자기도 기와 같은 것이라는 새로운 발견에 나는 마음을 안정시키지 못하고 환자를 보는 것조차 잊고 있었다.

집으로 돌아와서 플라스틱과 같은 용기를 몇 개를 준비하여 그 속의 하나에 자석을 넣고 맞추는 실험을 해보았다. 자기가 뚜렷이 나타났다. 곧 어느 용기에 들어 있는가를 알아낼 수가 있었다.

무쇠 용기라도 알아낼 수 없는 것은 아니지만 무쇠는 좋은 자성체(磁性体)이기 때문에 자화(磁化)되기 쉬워 잘 엉클어진다.

이렇게 자연계를 돌아본다면 얼마나 전기와 자기에 넘치고 있을까?

이른 봄 초목이 싹이 틀 때 손으로 가리면 많은 기를 발산하고 있다. 여름에는 기가 공간에 넘치고 있는 것을 느끼게 된다. 다만 봄처럼 직선적인 힘은 없다. 초목만은 아니다. 일기가 변할 때도 같다. 구름이 낮게 깔리고 흐를 때 강한 '기'의 변동을 느끼게 된다. 제일 확실한 것은 뢰운(雷雲)이며 방전(放電) 전에는 몸 전체의 기를 내리 미는 듯한 느낌을 가지게 되고 천둥 소리가 나고 방전하게 되면 공중에 대전(帶電)하는 것인지 몸이 타는 듯한 느낌이 들어 기분이 상쾌하다.

흔히 기후가 바뀌면 몸 상태가 나빠지는 것은 기압이나 습도, 온도의 탓이라고 하지만 그 원인은 절대로 그것만은 아니라고 생각된다.

그러나 가장 영향을 받는 것은 지자기(地磁気)의 변동 때이다. 이 때도 몸의 기가 적지 않게 변조(変調)를 가져오게 한다. 날씨는 좋은데 이상하다고 느껴질 때는 대체로 지자기의 변동이라고 생각하면 된다. 또 자기의 기와 그 때의 지자기가 조화되지 않는 일도 있는 모양이다. 남은 아무렇지도 않은데 자신만 그 영향을 받을 때가 있다.

바이오리듬이나 기학(気学—九星学)은 이것을 공식화한 것이다. 여기에 대해서는 우찌다·히데오씨의 「4차원 세계의 수수께끼」시리즈〈大陸書房刊〉에 상세히 쓰여져 있다. 씨는 전기공학의 입장에서 알기 쉽게 이것을 설명하고 있어서 크게 참고가 된다.

다만 구성(九星)은 파장(波長)이 다른 빛(白·黒·碧·緑·黄·赤·紫)이 인체에 닿게 되면 어떤 영향을 주게 되는가에 중점을 두고 있다. 지자기(地磁気)는 후에 말하게 되는 기문둔갑의 10간이나 팔문(八門)이 그 자체를 잘 표현하고 있다.

기(気)의 학문—
기문둔갑(奇門遁甲)의 신비

 중국에서는 먼 옛날부터 기문둔갑(奇門遁甲)이라는 것이 전래되어 있어 방위(方位)로부터 받는 상의(象意—영향)를 상세하게 기록하고 있다.
 천간(天干), 지간(地干), 구성(九星), 팔문(八門), 구궁(九宮), 팔신(八神)의 여섯의 요소를 각각 총합하여 판단한다고 하는 복잡한 것이다. 일본의 구성학(九星学)은 이 둔갑(遁甲)의 여섯 요소 속의 구궁(九宮)만을 가지고 구성(九星)이라고 이름을 바꿔 사용하고 있는데 불과하다(둔갑의 구성(九星)은 이름은 같으나 내용은 전혀 다른 것이다).
 중국에서는 이 둔갑을 단순한 점(占)으로서만이 아니라 군사학의 일부로서 연구해 온 모양이며, 어떤 둔갑의 책에는 어느 방위(方位)에서 공격하느냐, 어디에 병사를 배치하느냐 등 그런 것만 쓰여져 있다.
 어느 쪽으로 가면 돈이 생기는가, 또는 좋은 여자를 만날 수 있는가 하는 것은 본래의 둔갑의 사용법에서 본다면 부록에 불과하다.

둔갑에는 두 종류가 있다. 공격용을 입향(立向), 수비용을 좌산(座山)이라고 부르고 있다.

둔갑은 병법의 찰기술(察気術)에서 생겨난 모양이다. 정병(精兵)으로 공격하느냐, 얼마의 대군으로 움직여야 하는가, 최후의 병법을 사용해야 하는가, 왜 패하는가, 이런 것을 운이라고 해도 좋지만 옛날의 중국인은 좀 더 과학적(?)이였던 모양이다. 뭔가 눈으로 보고 머리로 생각하는 이외의 힘이 움직이고 있었던 것이라고 생각된다. 이렇게 직관(直觀)과 경험이 쌓여진 결과 둔갑으로서 완성한 것이다.

다시 말해서 둔갑이란 천지(天地)의 기가 자신들의 기에 어떤 형태로 길흉(吉凶)을 주는가, 지금 흐르고 있는 지자기(地磁気)의 변동이 자신들의 인체 전기(人体電気)에 어떻게 작용할 것인가를 공식화한 것으로 생각하면 된다.

예를 들면 현대 메카니즘의 정수를 모은 비행기도 지자기(地磁気)가 혼돈된 곳으로 들어가게 되면 끝장이다. 계기(計器)뿐만 아니라 인간의 '기'도 당하게 되어 판단력을 혼동시킨다.

흔히 우수한 파일럿트가 절대로 생각할 수 없는 사고를 일으키는 경우가 있는데, 이런 것들은 혼동된 지자기(地磁気)의 방향으로 뛰어들었다고 생각하면 설명은 필요 없다. 파일럿트들은 흔히 왜 그런지 자신을 잊고 있다가 정신이 났을 때는 이미 사고를 일으키고 있었다고 말하고 있다.

선도(仙道)에서는 이 혼돈된 천지의 기(地磁気)는 경락(経絡)의 혈(穴)로부터 들어가서 인체의 '기'를 혼돈시켜 '신(의식)'에 영향을 준다고 생각하고 있다.

왜 이 지자기의 변동에 대해서 설명하는가 하면 이것이 선도 수행(仙道修行)에 있어서 매우 중요하기 때문이다. 수행이 진전되어 천지의 기를 헤아릴 수 있게 되면 나쁜 방위(方位)를 미리 피할 수 있다. 그러나 초보일 때는 말려들어가서 큰 고난을 당하게 된다.

수행하기 위하여 산으로 가거나 가만히 집에서 수행한다고 해도 혼돈된 지자기에 말려 들어가게 되면 선도를 계속할 수 없게 될 뿐만 아니라 육체적으로, 또 정신적으로 장해를 받게 되는 것이다.

그래서 이것을 피하기 위하여 흔히 선도 수행 전에 둔갑의 조작법(자석(磁石))이 있는 나경(羅経)이라고 하는 둔갑반을 사전에 어느 방위(方位)에 묻고 '기'의 변동을 최저한으로 막는다)을 사용했다고 하는 기록이 있다.

전기 기구나 자동차 등, 날마다 전기와 자기를 발생시키고 있는 물질에 싸여있는 현대인이 너무 이러한 것에 신경질적이 되면 수행은 전혀 하지 못하게 되는 우려가 있어 대단하지 않는 한 무시해도 좋으나, 일단 그러한 것으로부터 '기'가 영향을 받게 된다는 것을 기억해 주기 바란다.

중국 의학의 정(精)・기(気)・신(神)으로부터 시작하여 인체전기・지자기와 '기'의 본질을 말해 왔다. 아직도 이것들의 관계는 완전히 해명되어 있지 않으나 가까운 장래에는 현대 과학이 어떤 관련이 있다는 것을 증명하게 될 것이다.

  중국에서는 옛부터 천지 자연에 넘치고 있는 '기'와 인간의 '기'의 관계에 대해서 많은 학자가 저술하고 있다. 예를 들면 「경악전집(景岳全集)」으로 유명한 장경악이라고 하는 한방의(漢方医)는

  "기는 만물의 근원이며 천지 밖에 있어서는 천지를 싸고 안으로는 천지를 운행(運行)시키고 있다. 이에 의해서 해와 달과 별들은 밝게 빛나고 뢰우풍우(雷雨風雨)가 일어나고 사계(四季)의 만물은 생장(生長)과 수장(收蔵)을 되풀이한다. 이것이야말로 '기'의 움직임에 의한 것이다. 인간에게 생(生)이 있는 것은 모두 이 '기'에 의존하고 있다"

라고 말하고 있다.

  이것을 생각해 본다면 아무래도 '기'란 오늘날의 말로 한다면 우주에 편만(遍満)하고 있는 에네르기를 말하고 있는 것 같다.

제4장

중국 의학과 기(気)의 운용(運用)

오행팔괘(五行八卦)의 철학 • *100*
한방·침구·태극권과 선도 • *112*

오행팔괘(五行八卦)의 철학

　　철학이라 하여 여기서 중국의 철학 이론을 길게 전개해 볼 생각은 없다. 다만 철학이 선도나 중국 의학에 어떻게 영향을 미치게 하였는가 하는 실제적인 면만을 말하고자 한다. 오히려 선도를 이해하기 위하여 최저한으로 알고 있지 않으면 안되는 일이라고 생각해 주기 바란다.
　　도교(道教), 유교 등의 철학이나 종교 단역(斷易)이나 기문둔갑 등의 점술, 선도나 중국 의학, 어느 것이나 하나의 사상으로부터 이론을 가지고 와서 자신들의 이론을 만들고 있다.
　　이 사상을 '음양 오행 사상(陰陽五行思想)'이라고 한다. 간단하게 말하면 표면이 있으면 이면이 있다고 하는 단순한 사고방식이며, 이 세상의 삼라만상(森羅萬象)은 꼭 반대의 성질을 가진 것부터 성립되어 있다고 한다. 한쪽을 음, 다른 한쪽을 양이라고 한다. 현대 컴퓨터의 이진법(二進法)과 같은 사고방식이다.
　　이 사상을 상세히 전개하고 있는 책을 역경(易経)이라고 한다. 역(易)이라고 하면 흔히 돌팔이 점장이를 연상하게 되는데 그런 사용법은 역(易)의 일부이며 역경의 저자가 살아 있다면 '뜻밖에'라고 할 것이다.
 이 역경의 기본이 되어 있는 음양철학(陰陽哲学)은 제자백가(諸子百家) 중의 음양가(陰陽家)·추연(雛衍)에 의해서 정리되었다고 한다.
 역(易)의 사상을 간단하게 말한다면 태극(太極) 이라고 하는 일원(一元)의 기(気)가 음·양의 두 개의 기로 갈라진다. 양의 기는 가벼워 상승하여 천(天)이 되고 음의 기는 무거워 밑으로 가라앉아 지(地)가 되었다. 이것이 다시 노음(老音)·소양(少陽)·소음(少陰)·노양(老陽)의 네 개로 갈라져서 사상(四象)이라고 하는 '기'가 되는 것이다.
 이 사상(四象)에 또 하나의 음양이 가해지고 여덟 개의 요소가 생겨나서 삼라만상으로 만드는 것이다.
 이 여덟 개를 팔괘(八卦)라고 하며 건(乾)·태(兌)·이(離)·진(震)·손(巽)·감(堪)·간(艮)·곤(坤)이라고 부른다.
 이렇게 만들어진, 선천(先天) 팔괘도라는 것이 있다. 이 밖에 후천(後天) 팔괘도라고 하는 것이 있다.
 이 두 개의 팔괘는 단순히 그 되어 있는 모양이 다를 뿐만 아니라 실제 용도에도 다르다. 다음 그림을 보면 알게 되지만 배치되어 있는 방향이 전혀 다르기 때문에 당연 상의(象意)도 달라진다.
 선천팔괘는 복희(伏義)시대 황하(黃河)에서 나온 용마(竜馬)의 등에 있었던 이상한 모양이 근원이 되었다고 한

제4장 / 중국 의학과 기(氣) 의 운용(運用)

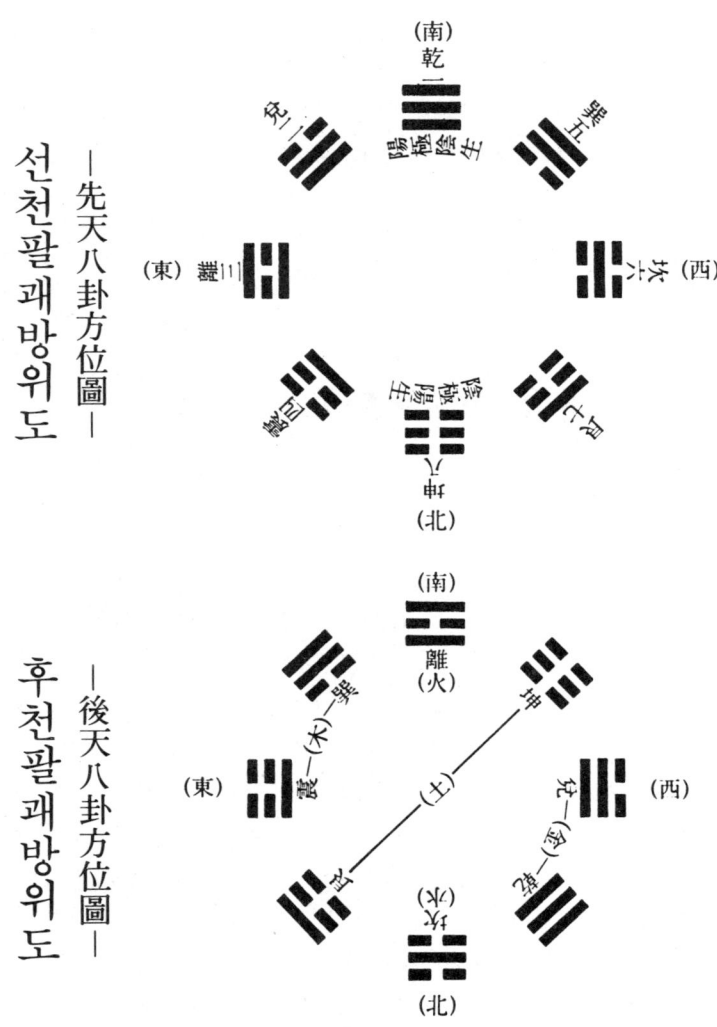

―先天八卦方位圖―
선천팔괘방위도

―後天八卦方位圖―
후천팔괘방위도

오행팔괘(五行八卦)의 철학 **103**

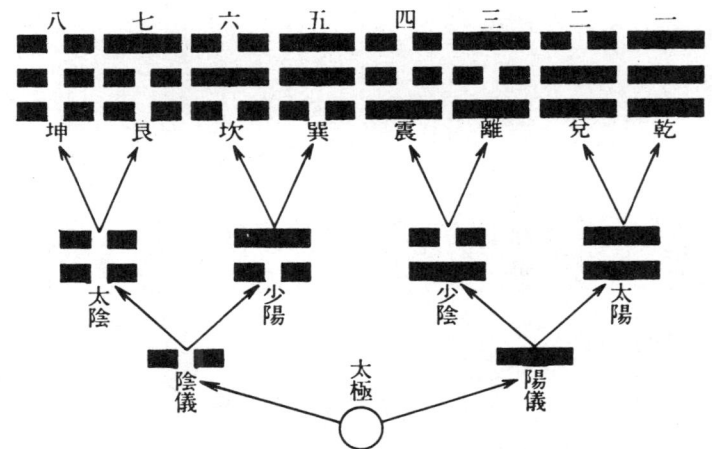

선천팔괘차도(先天八卦次圖)

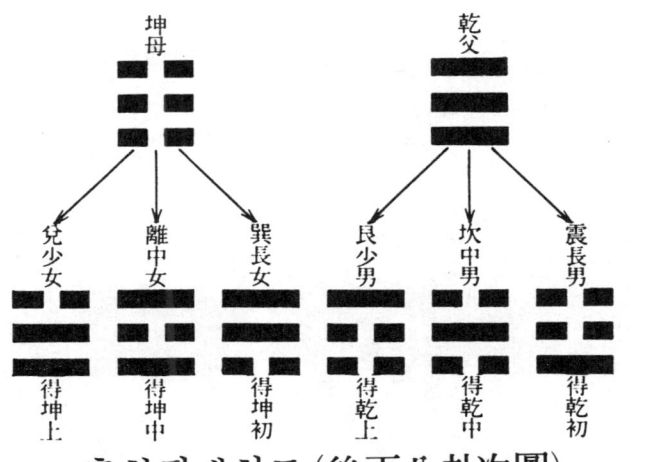

후천팔괘차도(後天八卦次圖)

104 제4장 / 중국 의학과 기(氣)의 운용(運用)

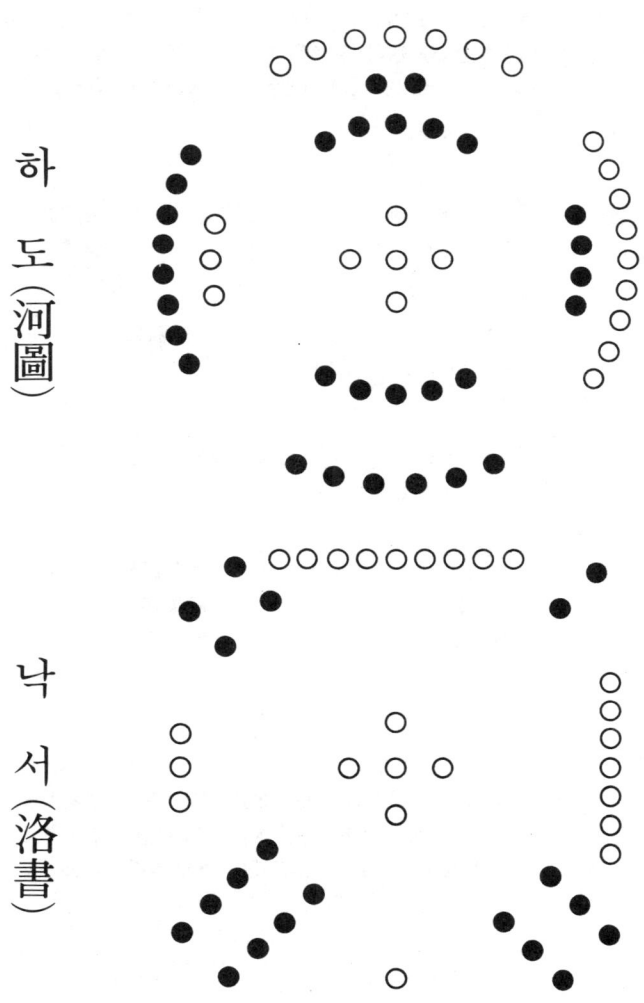

다. 이것을 하도(河図)라고 한다.

이에 대해서 후천팔괘는 우왕(禹王)시대 낙(洛)에서 나온 신구(神亀)의 등에 새겨진 팔방진(八方陣)이 근원이 되었다고 한다. 낙에서 나왔기 때문에 낙서(洛書)라고 한다.

또다시 이 선천팔괘의 상의(象意)를 상세하게 보기 위하여 또 하나의 팔괘를 가하여 六十四卦로 했다. 이것이 역경(易経)이다. 이 책은 역의 해설서가 아니기 때문에 더 이상 쓰지 않겠다. 상세히 알고 싶은 사람은 역경을 책방에서 구입하여 보면 된다.

그 속의 후천팔괘로부터 다음과 같은 성질이 나오게 된다.

	방위	계절	절　　기	五行	九星
坎⇨水	북	겨울	동지·소한·대한	水	一白
艮⇨山	동북		입춘·우수·경칩	土	八白
震⇨雷	동	봄	춘분·청명·곡우	木	三碧
巽⇨風	동남		입하·소만·망종	木	四緑
離⇨火	남	여름	하지·소서·대서	火	九紫
坤⇨地	서남		입추·처서·백로	土	二黒
兌⇨沼	서	가을	추분·한로·상강	金	七赤
乾⇨天	서북		입동·소설·대설	金	六白

이 팔괘로부터 오행(五行)이라고 하는 요소가 나오게 된다. 오행이란 목(木)·화(火)·토(土)·금(金)·수(水)의 다섯 개이며 서로 다른 성질을 지니고 있다. 오행은 각각 음·양으로 갈라져서 십간(十干)이 된다.

갑(甲) — (木의 陽) 을(乙) — (木의 陰)
병(丙) — (火의 陽) 정(丁) — (火의 陰)
무(戊) — (土의 陽) 기(己) — (土의 陰)
경(庚) — (金의 陽) 신(辛) — (金의 陰)
임(壬) — (水의 陽) 계(癸) — (水의 陰)

그리하여 우리에게 잘 알려진 십이지(十二支)가 나오게 된다. 십이지(十二支)는 원래부터 중국 고유의 것은 아닌 모양이다. 인도의 문화권에서도 많이 사용되어 있었다. 십이지(十二支)도 십간(十干)과 같이 음·양으로 나누어지고 계절·방위(方位)를 나타내기 위하여 팔괘에 배치되고 있다.

이상의 요소를 구성하여 만들어진 것이 음양오행(陰陽五行)의 이론이다. 하나 하나의 관련을 상세하게 설명해 가면 이 이론이 얼마나 잘 구성되어 있는가를 알게 되지만 그것만으로도 한 권의 책이 되기 때문에 여기서는 다만 이러한 것으로부터 성립되어 있다는 것만 알아 주기 바란다.

그렇다고 해서 역(易)의 의미를 전혀 모르고서는 응용하는데 불편하다. 그래서 가장 잘 역(易)의 사상을 표현하고 있는 문장을 역경의 설괘전(說卦傳)에서 발췌해 본다.
 '팔괘를 자연현상에 부합시켜 생각해 보면 천(天=乾)과 지(地=坤)는 상하에 위치를 정하면서 서로가 당기고 있으며, 산(山=艮)과 택(沢=兌)은 평지에서 보아 오목 볼록 서로 반대(凹凸相反)하는 입장에 있으면서 그 '기' 를 서로 통하여 뢰(雷=震)와 풍(風=巽)은 서로가 가까와지면서 그 위력이 대단하다. 수(水=坎)와 화(火=離)는 서로가 전혀 상반된 성질을 가지면서 서로가 싫어하는 일이 없이 힘을 합하여 하나의 일을 완수한다. 이와 같이 팔괘는 그 작용을 교착시킴으로써 즉 팔팔(八八) 육십사괘가 형성되고 이에 의하여 천하의 모든 사물을 감싸게 되는 것이다.'
 이것은 선천(先天) 팔괘 방위도(方位図)의 설명이다. 여기서 자연의 여덟 요소의 대립이 설명되어 있다.
 '만물은 진(震)에서 태어난다고 하는 것은 진은 동방이며 양기가 처음으로 발생하는 봄이기 때문이다. 손(巽)에서 형태가 갖추어진다고 하는 것은 손은 동남이며 갖추어지는 것은 만물이 결제(潔斉)한다는 의미이다. 이(離)는 명확하게 만물이 서로가 성장하여 그 모습을 서로 나타내는 것은 이가 남방의 괘이기 때문이다. 성인이 남으로 보고 천하의 정치를 청취하고 밝은 방향을 향하여 다스린다고 하는 것도 결국은 이 괘의 의의(意義)에 의해서다. 곤(坤)이란 대지(大地)를 말하며 만물은 모두 대지에서 생명과 양분을 받기 때문에 본문에는 곤에 치역(致役)한다고 하고 있다. 태(兌)는 가을이다. 결실의 계절이며 만물이 그 성숙과 수확을 기뻐하며 즐긴다. 그래서 본문에서는 태에 설언(説言)한다고 말하고 있다. 건(乾)을 전(戰)이라고 하는 것은 건이 서북의 괘이며 추동(秋冬)의 교체는 양기와 음기가 서로 가까와지고 능가하는 것을 말한다. 감(坎)은 물이다. 겨울에 해당되는 정북방의 괘, 위로 휴식의 괘이다. 겨울에는 만물이 잠복할 데, 쉴 데로 돌아가서 위로 휴식한다. 그래서 본문에는 감을 노(労)라고 말하고 있다. 간(艮)은 동북의 괘, 만물이 일 년의 일을 마치고 다시 새로운 일 년의 일을 시작할 때다. 그래서 본문에서는 간이라고 하고 있다'(다까다·마사하루 역「역경〈易経〉」문장 중의 본문이란 역경(易経)의 본문을 말한다.)

이것은 후천 팔괘 방위도(後天八卦方位図)의 설명이다. 이것으로 알게 되는 것처럼 역(易)의 사상이란 자연 속에 있는 만물이 천지의 '기'를 받아 생겨나고, 자라고, 번창하고, 멸망하고, 다시 재생한다고 하는 사실을 모든 상의(象意)에 결부시켜서 설명한 것이다.

여기서부터 철학을 비롯하여 점술, 의학, 그 밖의 여러 학문에까지 응용되어 왔던 것이다. 권법(拳法)에 있어서는 유명한 태극권 외에 오행형의권(五行形意拳), 팔괘권 등, 어느 것이나 역의 사상에 기초를 두고 기량을 구성하고 있다.

중국 의학이나 선도에서는 병이나 체질의 분류에 또 치료법에도 이 이론이 사용되고 있다. 그러나 역(易)을 그대로 도입한 것이 아니며 논리전개(論理展開)만을 이용하고 있기 때문에 점술처럼 서죽을 흔드는 일은 없다. 이 점을 유의하도록.

한방 의학에서는 음·양을 가장 중시하고 있다. 발병 장소에서 표(表—머리, 등, 사지), 이(裏=내장, 흉복부), 병의 성질에서 열(熱)·한(寒), 병의 증세에서 실(実)·허(虛)를 나눈다. 이것을 팔괘처럼 삼개조(三個組)의 음·양으로 구성한 것이 팔강(八網)으로 병을 분리하여 약을 결정하는데 기초로 하고 있다.

오늘날 일본의 한방에서는 거의 이해하고 있지 않으나, 대소청룡탕(大小青竜湯), 백호탕(白虎湯), 현무탕(玄武湯=真武湯) 등의 대표적인 처방은 모두 선천팔괘에서 이름을 붙인 것들이다.

청룡(青竜)은 동방에 속하고 선천팔괘의 이(離=양·음양)에 해당된다. 팔강(八網)에서는 표(表=양)·한(寒=음)·실(実=양)의 증상일 때 이 약을 사용하는 데서 청룡탕(青竜湯)이라고 이름을 붙였다. 백호(白虎)는 서방이며 감(堪), 이(裏=음)·열(熱=양)·허(虛=음)는 여기에 해당한다. 현무(玄武)는 북방이며 곤(坤), 이(裏=음)·한(寒=음)·허(虛=음)에 해당된다.

또 하나 주작(朱雀)이 남방에 배치되어 있으나 한방 처방 속에는 주작탕(朱雀湯)이라고 하는 것이 없다. 이 사방(四方)의 신수(神獸)를 사신(四神)이라 하여 사방의 수호신으로 되어 있다.

수년 전에 발굴된 다까마쓰 고분의 벽에 이 사신이 그려져 있었던 것은 유명한 이야기이다.

침구에서는 이 이론을 충분히 활용하여 의학을 구성하고 있다.

우선 오행은 다음의 장부(臟腑)에 해당된다.

	음	양		
목(木)	간장	쓸개	눈	근육(筋)
화(火)	심장	작은창자	혀	혈관(脈)
토(土)	비장	위	입	살(肉)
금(金)	폐장	큰창자	코	살갗(皮毛)
수(水)	신장	방광	귀	뼈(骨)

음은 장(臟), 양은 부(腑)가 된다. 여기에 관계되는 부위(部位)나 작용 등을 체계화한 것이 오행(五行＝臟象) 이론이다.

다시 이 오행의 장부와 경락의 관계를 체계화한 것이 경락 이론이며 이 다섯 개 외에도 또 하나의 요소를 가하고 있다. 상화(相火)라 하여 불의 움직임을 뽑아낸 것으로 특정의 장부를 가지지 않는다. 심포(心包)라고 하는 것이

오행팔괘(五行八卦)의 철학

음이며 삼초(三焦)라 하는 것이 양이다. 이것으로 육경(六經)(太陽・陽明・少陽・太陰・小陰・殿陰)이라고 하는 것에 배속되어 있다. 한방에서도 고전(古典)인 상한론(傷寒論)이 이 육경에 의한 병의 분류를 하고 있다.

침구에서는 손・다리로 나누어 십이경(十二経)으로 하고 있다(명칭은 한방・침구・태극권 에 있다). 이 십이경을 중심으로 하여 여기에 연결되는 기경(奇経), 낙맥(絡脈), 장부(臟腑) 등을 합하여 경락이라고 한 것은 앞에서 설명했다.

선도에서는 이 오행 이론과 경락 이론을 수행법으로서 도입하고 있다.

겨우 정・기・신으로부터 시작하여 경락 이론까지 왔다. 여기까지 알게 되면 선도를 하는데 있어서 나오게 되는 묘한 단어에 고민하지 않아도 될 것이다.

한방·침구·태극권과 선도

물질은 물질적인 힘을 지니고 경락이라고 하는 루우트를 순환하고 있다. 여기까지는 많은 예를 들어서 소개해 왔다.

중국에서는 대체로 의학·건강법이라 하여 이름있는 것으로서 기나 경락을 무시하여 만들어진 것은 없다. 그렇다면 어떻게 하여 이것들을 사용하고 있는가? 경락의 구조와 관련시키면서 이야기를 진행시키겠다.

다음의 표를 보면 알게 될 것이다. 경락이란 몸의 모든 부분에 '기'를 보내고 외계와 내장을 연결시키고 있는 순환 루우트라고 할 수 있다. 보통 '기'는 이 경락 속에 십이정맥(十二正脈)을 매일 하루 밤 동안에 50회를 순환시킨다고 한다. 그 흐름은 수태음폐경(手太陰肺経)에 시작되어 각 정맥(各正脈), 장부를 지나, 족궐음간경(足厥陰肝経)에 이르고 다시 폐경(肺経)에 돌아간다.

수태음폐경(手太陰肺経)→수양명대장경(手陽明大腸経)→족양명위경(足陽明胃経)→족태음비경(足太陰脾経)→수소음심경(手少陰心経)→수태양소장경(手太陽小腸経)→족태양방광경(足太陽膀胱経)→족소음신경(足少陰腎経)→수궐음심포

경(手厥陰心包経)→수소양삼초경(手少陽三焦経)→족소양담경(足少陽胆経)→족궐음간경(足厥陰肝経)→ 수태음폐경(手太陰肺経)에 돌아간다.

이 루우트의 어딘가에서 '기'가 장해를 받게 되면 병을 얻게 되는 것이다. 그 원인이 되는 것을 중국 의학에서는 외인(外因)과 내인(内因), 불내외인(不内外因)의 세 가지로 나누고 있다.

외인(外因)이란 육기(六気―風・寒・暑・湿・燥・火)가 사기(邪気)로서 작용한 것을 말한다. 이를 육음(六淫)이라 고도 한다.

내인(內因)은 외계의 사물로부터 강한 자극을 받음으로써 칠정(七情)―憂・思・喜・怒・悲・恐・驚) 등의 감정이 야기시키는 기(気)의 장해를 말한다.

칠정(七情) 이외의 담(痰＝水分과 痰의 異常), 과식, 충(虫＝회충 등) 등도 내인이 된다.

불내외인(不内外因)이란 방중상(房中傷＝과도한 섹스), 금도상(金刀傷＝刺傷・打撲), 탕화상(湯火傷), 충수상(虫獣傷＝독사・독충・맹수의 咬傷) 등 내인・외인 이외의 이유에서 야기된 것을 말한다.

어떠한 원인이라 해도 병을 앓게 되면 꼭 어딘가의 혈(穴)에 반응이 나타난다. 이것을 치료하기 위하여 침구를 사용하는 것이 침구 의학이다. 12정맥이 있는 혈 뿐만 아

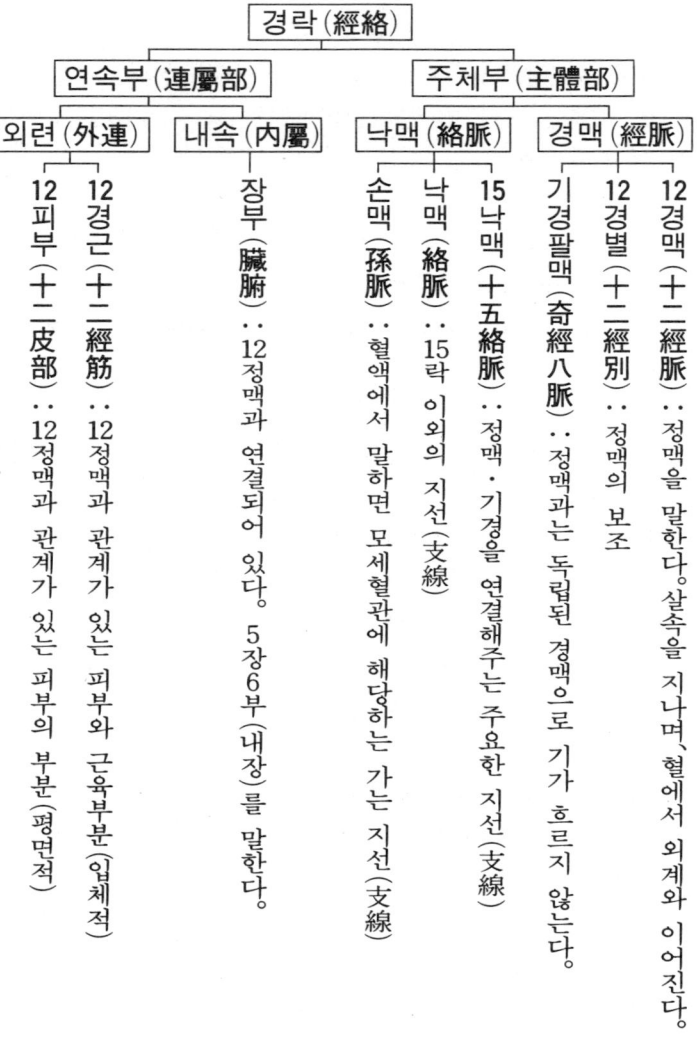

니라 기경팔맥(奇経八脈) 속의 독맥(督脈=背骨의 위), 임맥(任脈=몸 앞의 中心線)에 있는 혈을 쓰고 있다. 이 14(十四)경(経)의 혈은 좌우 합하여 약 670군데나 된다.

도인(導引=선도 맛사지)이나 추나(推拿=중국안마)는 손을 사용하여 이 경락(経絡)에 머물고 있는 기(気)를 마찰하여 제거시킨다.

태극권은 이 경락의 기를 호흡과 동작에 의해 부드럽게 흐르게 하는 작용을 한다. 그러나 진정한 목적은 상대의 경락의 혈을 쳐서 기의 흐름을 인위적으로 중지시키는 데 있다. 그러면 병을 얻은 상태가 된다. 더욱 본격적인 사용법은 손에 강력한 기를 집중시켜 상대의 몸을 쳐서 기를 파괴시키는 데 있다.

일반적으로 중국의학에서는 병이 피모(皮毛)에 들어가는 것을 감(感)이라고 한다. 감기 등이 여기서부터 오고 있다. 경락에 들어가면 '상(傷)'이라고 하며, 이를 '부수다'라고 읽는다. 한방에서는 상한(傷寒)이라고 하는 증상이 여기에 해당된다. 장부(臟腑)에 들어가면 '중(中)'이라 하고 '중독'이라고 읽는다. 중풍이라는 증상은 이 중(中)의 상태를 말한다. 이 순서로 병이 심한 것을 보게 되는 것이다.

이것은 외련(外連)→경락(経絡)→장부(臟腑)의 관계를 잘 나타내고 있다. 권법에 맞았을 때 장소, 힘 등에 의해 이 차이가 나타난다. 그래서 재미있는 일은 권법으로 경락을 맞은 사람은 맛사지로 고치는 것이 아니라 한방약을 마시고 고친다. 이것은 경락의 장해가 단순한 타박상이 아니라는 것을 알고 있기 때문이다.

이와같은 병상을 표현하는데 허증 또는 실증이라는 말을 여러 번 말해 왔으나 정확하게 말하면 다음과 같은 의미가 있다.

- 정기(正気)가 충실한 상태―무병
- 사기(邪気)가 강하여 정기를 압박하고 있는 상태 → 실증
- 정기가 쇠퇴한 상태 → 허증

실증은 '기'가 넘치고 있는 상태라고 했으나 정확하게 말하면 정기는 아니고 사기(邪気)를 말한다. 정기는 아무리 넘쳐 있어도 문제되지 않는다.

선도는 이 정기를 넘치도록 하는 수행이라고도 할 수 있다.

한방에서는 자연계에 있는 수곡(水穀) 속에 약이 되는 것을 선택하여 경락의 기를 받는 장해를 제거시키는 데 그 목적을 두고 있다.

또 병이 아니라도 정기가 쇠퇴되어 있을 경우 등에 기를 보충시키기 위한 약을 준다. 이러한 사용법을 보약(補薬)이라고 하며 선도에서도 흔히 사용하고 있다.

선도에서의 사고방식으로는 침구나 한방과는 크게 다른 점이 없다. 그러나 더 적극적이라고 할 수 있다. 병을 치

유시킨다든가, 체력을 다만 보충하는데에 그치지 않고 적극적으로 체력과 기력의 향상을 도모한다.
 침구에서 독맥(督脈)·임맥(任脈)이라고 하는 경맥(経脈)이 나왔으나 이 두 경(経)을 포함한 기경팔맥(奇経八脈)의 이용법에 대해서 침구 의학에서는 아직도 잘 알고 있지 않다. 그러나 선도에서는 이 기경팔맥을 자유롭게 활용하고 있다. 이런 점에서 본다면 선도는 양생(養生) 의학으로서 독립할 수가 있다.
 기경팔맥(奇経八脈)이란 다음의 여덟 가지를 말한다.

- 양(陽)=독맥(督脈)·대맥(帶脈)
  　　　　양교맥(陽蹻脈)·양유맥(陽維脈)
- 음(陰)=임맥(任脈)·중맥(迚脈)
  　　　　음교맥(陰蹻脈)·음유맥(陰維脈)

 이 팔맥은 선도에 있어서 12경(経)보다 중요한 루우트이기 때문에 하나 하나 설명하겠다. 잘 기억해 주기 바란다.

- 독맥(督脈)
 미저골(尾骶骨)의 회음(会陰)이라고 하는 혈(穴)로부터 시작하여 척추를 지나 뇌 속으로 들어간다. 다시 머리 끝으로 올라가서 이마를 따라 콧등을 지나 은교(齦交)라고 하는 혈에 와서 끝난다.

● 임맥(任脈)
　회음(会陰)에서 일어나서, 털이 나는 피하로 나와 뱃속을 따라 목에 이른다. 거기서 턱 밑으로 나와 안면을 지나 눈 속으로 들어간다.

● 충맥(衝脈—沖脈)
　충맥은 12경(経)의 바다라고 부르는 복잡한 경(経)으로 많은 루우트를 가지고 있다. 그 속의 주요한 것은 아랫배에서 일어나서 등골을 따라 올라가는 것과 아랫배에서 족소음신경(足少陰腎経)과 함께 위를 향하여 가슴 부분에서 분산되어 거기서 또 목을 지나 코 안의 항상부(項顙部)에 달하는 루우트이다. 선도에서는 몸의 중심을 지나는 루우트로 하고 있으며 회음에서 똑바로 머리 끝에 이른다고 하고 있다.

● 대맥(帶脈)
　겨드랑이에서 시작되어 요복부(腰腹部)를 한 바퀴 돌고 있다.

● 음교맥(陰蹻脈)
　족소음신경(足少陰腎經)의 복사뼈 안쪽 밑의 소해혈(照海穴)에서 시작되어 허벅다리 안쪽을 따라 아랫배로 들어간다. 거기서 흉복부를 따라 올라가고 결분(欠盆)에 들어가서 인영동맥(人迎動脈) 앞으로 나와 구골부(鳩骨部)에 들어가 미간에서 족태양방광경(足太陽膀胱經)과 만나게 된다.

● 양교맥(陽蹻脈)
　발꿈치에서 시작되어 복사뼈의 바깥쪽으로 따라 올라가서 몸의 측면을 지나 견박부(肩髆部)의 바깥쪽으로 나온다. 거기서 턱을 따라 입가로 나와 미간에 이르고 음교맥(陰蹻脈)・족태양방광경(足太陽膀胱経)과 함께 위로 향하여 뇌의 뒤쪽에 이른다.

● 음유맥(陰維脈)
　족소음신경(足少陰腎経)의 축빈혈(築賓穴)에서 시작되어 허벅다리의 안쪽으로 따라 하복부에 달하여 늑골부(肋骨部)를 지나 흉격(胸隔)을 뚫고 나가 턱으로 이르게 된다.

● 양유맥(陽維脈)
　족태양방광경(足太陽膀胱経)의 금문혈(金門穴)에서 시작되어 무릎을 바깥쪽을 따라 위로 향하여 겨드랑이를 지나 어깨의 앞에서 뒤로 들어가서 귀의 뒤에서 이마로 나온다.

　선도에서는 양기를 비롯하여 독맥(督脈)・임맥(任脈)을 통해서 충분히 순환하도록 되면 다른 기맥(奇脈)으로 흘러보낸다. 기경팔맥은 12경맥의 보조라고 침구에서는 말하지만 실은 반대이며 12경의 기를 콘트롤할 수 있다. 다만 보통 사람은 이 기경의 여기 저기가 막혀 있어서 기를 흐르게 할 수 없으므로 콘트롤 같은 것에는 미치지 못하는 것이다.

   선도는 수행(修行)에 의해서 기경팔맥(奇経八脈)에 기(気)를 자유스럽게 흐르도록 하는 것이기 때문에 당연히 전신의 기(気)도 콘트롤하게 된다는 것을 이것으로 알게 되리라고 생각된다. 거기다 경락은 인체 전기를 통하게 하는 일로부터 신경계(뇌에서 인체전기가 보내진다)와는 깊은 관계가 있다. 기(気)가 호르몬 기관(器官)에 작용하기도 하고 자율신경계를 움직이게 하기도 하는 이런 비밀은 아무래도 이런 데에 있는 것 같다.

제5장

선인의 몸을 만드는 음식과 체조

우선 정력(精力)을 키우자 • *122*
가까운 데 있는 선도 건강식 • *130*
응용자재(應用自在)의 선도 체조 • *144*
백병(百病)을 치료하는 도인(導引) • *152*
사방 석 자 넓이에서 할 수 있는 동공(動功) • *171*

우선 정력을 키우자

후천(後天)의 기(気)에는 세 가지의 것이 있었다. 호흡의 기, 수곡의 기, 오장경락(五臟経絡)의 기, 이 세 가지이다. 처음의 두 가지는 자신의 몸에서 만들지 못한 것은 일목요연하다. 경락의 기도 엄밀히 말하면 자신의 몸에서 발생하는 것이라고는 말할 수 없다. 모든 호흡의 기, 수곡의 기에서 만들어진 것이다.

그렇지는 않다. 모체에서 생명을 받았을 때부터 흐르고 있다고 생각하는 사람도 있을런지 모르겠으나, 그것은 어머니로부터 얻은 선천(先天)의 기(気)이며 후천(後天)의 기(気)인 경락의 기와는 다르다.

다만 이 선천의 기는 태어난 후에 차츰 경락의 기로 변해 간다고 한 것은 앞에서 말한 대로다.

호흡의 기는 천(天)의 기, 수곡의 기는 지(地)의 기, 오장경락의 기는 사람의 기라고 부르고 있다. 선도에서는 이것을 천단(天丹), 지단(地丹), 인단(人丹)이라고 하고 이것을 도입하는 것을 천단법(天丹法—呼吸法), 지단법(地丹法—食餌法), 인단법(人丹法—房中術)이라고 한다. 선도에서 천단법, 지단법이라고 하는 경우 유효하게 도입하기 위한 방법이라고 생각해 주면 좋겠다.
 북파, 중파 등에서는 천단법과 지단법 뿐이며 인단은 자신의 형편대로 한다. 자신만이 하는 것이기 때문에 젊은 사람이나 정력에 넘치고 있는 사람을 제외하고는 양기를 내도록 하기에는 시간이 걸린다. 그 대신 수행법은 부드럽다. 다만 하고 있으면 차츰 양기가 발생한다. 그러나 정력이 부족한 노인이 하게 되면 양기가 발생하게 되기까지 몇 년, 길게 되면 16년이나 걸린 일이 있었다고 한다. 잘못하면 선인이 되기 전에 저승에 가는 일도 있다. 쿤다리니·요가 등도 이 종류에 속한다.
 남파(南派), 동파(東派), 서파(西派), 삼봉파(三峰派), 삼봉파(三丰派), 청성파(靑城派) 등에서는 천단법, 지단법 외에도 인단법이 있으며 이성(異性)으로부터 양기를 얻어 자신에게 가하게 되는 것으로서 양기를 모으는데 빠르다.
 그러나 초보자는 '기'를 잡는 그 자체가 간단한 일이 아니기 때문에 잘못하면 자신의 양기를 빼앗기는 경우도 있고, 상대의 것을 얻는데 실수를 하게 된다.
 만일 이성으로부터 양기를 얻어 자신에게 가하게 되면 회춘 효과는 대단하며, 노인의 경우 5세 내지 10세는 젊어진다. 젊은 사람이 이것을 하게 되면 역으로 기가 넘쳐나가 수습할 수 없게 되므로 장기간 병상에 있었던 사람 외에는 피하는 것이 좋겠다.
 하지만 오늘날의 젊은이는 모두 정력이 부족하기 때문에

약간의 방중술을 하는 것이 좋을지도 모른다.
 아뭏든 이 책에서는 천단법·지단법을 중심으로 하고 인단법은 응용면에서만 설명하기로 한다.
 이 방면에 대해서 더 깊이 알고 싶으면 진호인저(秦浩人著)「중국선도방중술입문」이나「중국선도방중술단기실천법」을 읽어 보기 바란다. 그러나 이런 책에 쓰여져 있는 것은 표면적이다. 따라서 정말 하고 싶은 사람은 훌륭한 선생을 찾지 않으면 우선 무리라고 보아야 한다.
 이 천단, 지단, 인단으로부터 '기'를 흡수하여 양기로 변하게 하는 것인데(인단은 양기 그대로) '기'는 숙달되어 있지 않은 사람에게 있어서 구체적인 형태가 없기 때문에 그것을 잡는데 어렵다. 유감화(有感化)한 양기는 누구나 느낌이 온다고 하지만 처음에는 그것을 알게 되는 사람(선도를 한 사람, 중국 권법의 명인 등)에게 이것이 '기'라고 배우지 않는한 확실히 알 수 없다.
 그 점에서 정(精)은 '기'가 녹아 있는 데다가 확실한 형태를 수반하고 있어서 알기 쉽다. 초보자는 이것을 조목별로 수행하는 것이 좋다. 예를 들면 성욕이 있는 것은 양기가 왕성하게 정액에 녹아, 들어가 있는 것이다. 몸에 정력이 넘치고, 일이나 취미에 몰두하는 사람은 이것 또한 양기가 넘치고 있다.
 역으로 성욕이 없고, 뭣을 하든 흥미를 느끼지 못하는 사람은 틀림없이 정력 부족이다. 당연히 '기'도 부족하다.

그러나 너무 머리를 쓰면 기가 모두 머리에 모이게 되어 하반신은 정력 부족이 된다. 그러나 머리에는 기가 과잉상태에 있기 때문에 전체적으로는 기가 부족하다고 할 수 없다.

초보자의 선도는 정(精)을 모아서 양기를 흡수한다는 방법으로 수행을 시작하는 것이 좋다. 그래서 그 원료가 되는 정을 모으도록 하게 되는데 그 정이 어디에 있는가 하고 사방으로 돌아다보면 우선 자신의 몸 속에 있다. 이것을 식별하기는 간단하며 성욕의 빈도와 사정의 횟수를 보면 어느 정도 정력이 있는가를 곧 알게 된다.

그 다음에 자신의 주위의 외계를 본다. 외계에 있는 정이란 무엇인가? 그것은 앞에서 설명한 천(天)의 기, 수곡의 기와 밀접한 관계가 있다.

천단(호흡의 기)은 공기에 관한 것이였으나 산소·질소가 '기' 그 자체라고 생각하면 곤란하다. 그것은 천(天)의 기가 유질화(有質化)한 것으로서 진정한 천(天)의 기는 공기 속에 함유된 무형의 생명 에네르기라고 생각해 주기 바란다. 요가에서는 이것을 프라나라고 부르고 있다. 보통으로 말하는 공기는 천(天)의 기가 유질화한 천(天)의 정(精)을 말하고 있는 것이다.

지단(수곡의 기)은 물이나 식품을 비롯한 우리들의 영양원이 되는 것을 말한다. 이것 역시 공기처럼 불가결한 것이다. 다만 수곡의 기라고 하는 경우, 물질로부터 되는 성분을 말하지 않는다. 어디까지나 그 속에 함유되어 있는 무형의 에네르기를 말한다.

물이나 곡물 그 자체는 지(地)의 기가 유형·유질화 한 지(地)의 정(精—수곡의 精)이다. 이것은 공기와는 달리 구성되어 있는 분자(分子—물질)의 간격이 좁기 때문에 육안으로 보인다. 재미있는 일은 생산하는 지(地)의 기의 질(質)을 받아서 같은 수곡이라 해도 장소에 따라 함유되는 정(精)에 우열이 있다.

이것으로서 알았다고 생각되지만 외계에 있는 정(精)이란 천지의 기가 유형·유질화한 공기와 수곡 그 자체를 말하는 것이다.

이 공기나 수곡에 대하여 그것을 받아들이는 개인의 체질에 깊은 관계가 있다. 같은 것이 어떤 사람에게는 독이 되고 어떤 사람에게는 약이 된다. 그래서 한방의사나 선도에서는 이것들을 체질별로 분류하여 약으로서만이 도움이 되도록 하고 있다.

음식물은 어쨌든 공기까지는 설마 라고 하는 의문을 가지게 될 것이다. 그러나 예를 들면 건조한 공기는 금(金=肺)에 약한 사람에게는 좋지 않으며, 습한 공기는 토(土=脾·胃)가 나쁜 사람에게는 좋지 않다는 사실이 있다.

선도는 천단·지단을 도입하여 인단으로 변화시키는데 목적을 두고 있지만 몸이 건강한 사람은 그대로 두어도 정력이 생기고 양기로 변해 간다. 그러나 어딘가에 이상이 있는 사람이나 선천(先天)의 정이 고갈한 노인들은 천지의 정을 흡수해도 거의 정력으로서 몸에 붙지 않고 그대로 내려간다.
 최근의 일본에서는 이러한 사람들 뿐만 아니라 많은 사람들이 정(精)을 고갈시킨 것같은 느낌이 든다. 옛날에는 아이들이 기가 넘쳐 있었으나 최근에는 하루 종일 학교다, 공부다, 하고 쫓겨다녀서 모두 안색이 좋지 않다. 어린 아기들도 부모들의 건강 상태가 좋지 않아서 그런지 태어나자마자 원기를 잃고 있는 모양이다.
 이러한 사람들은 정을 흡수하기에 앞서 우선 흡수하기 쉬운 몸이 되어야 한다는 것이 선결 문제이다. 서양 의학에서는 열이 있다든가 통증으로 몸부림치고 있다든가 하는 구체적인 증상이 있는가? 그것을 진찰한다. 그리고 기계나 화학 분석으로 나타나지 않으면 환자로 취급하지 않는다. 정력 부족같은 것은 정신적인 문제라 하여 그 정도로 끝내버린다.
 중국 의학에서는 그러한 구체적인 증상이 없어도 환자의 호소를 듣고 이상이라고 인정되면 일단 환자로서 취급하게 된다.
 '왜 머리가 무거운지'
 '왜 그런지 기분이 좋지 않다'
 '정력이 없다'
 이러한 것도 모두 훌륭한 주소(主訴)로서 도움을 주고

있다.

 지금 각광을 받고 있는 심신의학(心身医学)도 이와 같다. 그러나 심신의학과는 달라 단순하게 정신치료만을 하는 것이 아니라 구체적인 약물치료를 하고 있다.

 이 중국 의학에서 보면 지금의 일본인은 거의 환자라고도 할 수 있다. 그것도 대부분이 이 정력 부족에 의한 것이다. 그런데 그렇게도 많은 사람들이 정말 정력이 부족한 것인가?

 인도의 주민들처럼 하루에 한끼, 그것도 음식같은 것을 먹지 못하고 있는 것같으면 확실히 정력 부족이라고 생각된다. 그런데도 많은 자식을 낳고 있다. 이러한 인도인으로 본다면 일본인은 정말 정력 부족이라는 생각이 든다. 왜냐하면 일본인은 인도인에 비하면 훨씬 많은 칼로리를 섭취하고 있기 때문이다. 그렇다면 여기서 생각할 수 있는 것은 기의 부조화나 흡수 불능으로 보아야 할 것이다.

 '기'의 혼돈이나 부족은 「한방·침구·태극권과 선도」에서 설명한 것처럼 외인·내인(스트레스)·불내외인으로부터 일어난다. 그러는가? 하고 우리가 주위를 돌아보면 스트레스가 얼마나 많은가. 소음, 밤이 되어도 꺼지지 않는 조명, 계절감을 빼앗아간 과도한 냉난방, 거기다 교통기관의 발달은 운동 부족을 초래할 뿐 조금도 건강 증진에 도움을 주지 않고 있다.

 우선 이러한 스트레스에 이겨나갈 수 있는 몸을 만들어

야 한다. 선도에는 천단법·지단법·인단법이 있으나 어느 것이나 정(精)을 흡수하기 위한 것만이 목적이 아니며 그 전에 정을 흡수하기 쉬운 몸이 되도록 수행이 구성되어 있다. 그래서 선인이 되고자 하는 사람 뿐만 아니라 건강한 몸이 되고 싶어하는 사람들에게도 충분히 도움이 되는 것이다.

가까운 데 있는 선도 건강식

중국의학의 오행(臟象) 이론으로 내장을 다섯 개의 그룹으로 분류하고 있다. 선도에서는 천단법에서도 지단법에서도 특히 병 치료나 건강 증진에 이용할 경우 이 분류법을 쓰고 있다.

이 오행 이론 외에 12경으로 분류하는 방법도 있으나 이상이 있을 때 어느 경(経)인가를 정확히 진단하기가 초보자로서는 어렵다. 일방적이 아니기 때문에 전문적으로 중국 의학의 기초를 마스터한 전문가들이 사용하고 있다.

여기서는 우선 지단(食餌)에 의한 오행건강법(五行健康法)을 설명하고「호흡에 의한 질환의 치료법」에서 천단(호흡)에 의한 오행진단법을 설명한다.

우선 지단법을 시작하기 전에 오행 이론의 실제적인 사용법을 이해해 주기 바란다. 오행은 목(木), 화(火), 토(土), 금(金), 수(水)로 갈라져 있으나 목(木)은 간(肝)과 쓸개(胆)이며 중국 의학에서는 신경·분비(分泌)작용을 장악하고 있다고 한다. 화(火)는 심(心)·소장(小腸)을 포함한 순환·조혈(造血)작용을 장악하고 있다. 토(土)는 비(脾)와 위이며 소화·흡수 작용을 장악하고 있으며, 금

(金)은 폐 외에도 대장(大腸)을 포함하여 호흡·배설 작용을 장악하고 있다. 수(水)는 신(腎)과 방광(膀胱)이며 생식과 비뇨(泌尿) 작용을 담당하고 있다.

이 외에 오행에는 다음과 같은 여러가지 관계가 있으며 이것을 기초로 하여 병을 판단하여 거기에 적합한 음식이나 약을 선택하게 된다.

	五色	五気	五季	五根	五主	五精	五味	五位	五方
木 (肝·胆)	青	風	春	눈	筋	성냄	신맛	頸項	東
火 (心·小腸)	赤	暑	夏	혀	脈	기쁨	쓴맛	胸脇	南
土 (脾·胃)	黄	濕	土用	입	肉	생각	단맛	脊	中
金 (肺·大腸)	白	燥	秋	코	皮毛	슬픔 걱정	매운맛	肩背	西
水 (腎·膀胱)	黑	寒	冬	귀	骨	놀람 무서움	짠맛	腰股	北

예를 들면 목(木)에 이상이 있는 사람은 평시에 얼굴색에 푸른기가 있다. 이런 사람은 신경질적이고 노하기 쉽다. 눈에 쉽게 피로가 오고 근육이 당겨진다. 이 목(木)에 이상이 있는 경우가 많다. 임부들이 구토에 고생하고 신 것을 좋아하는데 체독으로 인해서 간장이 장해를 받기 때문이다.

화(火)는 심장이나 혈액에 이상이 있는 사람이다. 안색은 붉은 얼굴을 하고 있다. 이런 사람은 더위에 약하고 혀가 갈긴다. 특히 여름에 발병하기 쉽다. 여기서 기뻐하는 것이 왜 심장에 나쁜가 하는 의문을 가지는 사람이 있을런지 모른다. 그러나 복권에 맞아 너무 기뻐한 나머지 그대로 저승으로 갔다고 하는 예가 있다. 과도한 기쁨은 심장을 상하게 한다. 그러나 역으로 적당한 기쁨은 마음을 안정시킨다.

토(土)는 일반적인 동양인의 안색이며 이상이 없어도 안색은 황색이다. 그런데도 이상이 있을 때는 광택이 있는가 없는가를 보면 된다. 밝은 빛이 없고 둔한 빛이 보이면 틀림 없이 위나 비장에 이상이 있다. 토병(土病)을 가진 사람은 습기를 특히 싫어하고 장마철에는 고생한다. 또 너무 생각에 고민하고 있는 사람은 틀림없을 정도로 이 토병을 앓고 있다.

금병(金病)을 앓고 있는 사람은 안색이 희다. 폐결핵을 앓고 있는 사람은 남녀를 막론하고 피부가 희다. 금병에 걸리기 쉬운 때는 가을 초다. 건조한 공기는 목과 호흡기를 자극하여 천식 등의 발작을 일으킨다. 폐병에 걸린 사람은 슬퍼하고 우울한 기분이 되어 더욱 병을 악화시킨다. 역으로 피부를 희게하고 싶은 사람은 금(金)에 좋은 음식이나 약을 먹으면 좋다.

수(水)는 신(腎)이며 신장병을 앓고 있는 사람의 안색은 검은 빛이 난다. 정력에 기인한 것으로 이상이 나타나면 추위에 몹시 약하다. 겨울은 신이 약한 사람에 있어서 고통스러운 계절이다. 허리에서 아랫도리가 얼음처럼 차가와진다. 신성고혈압(腎性高血圧)을 앓고 있는 사람은 거의 이 계절에 쓰러진다.

오행과 체질을 대략적으로 말하면 이상과 같이 되지만 실제는 그 안색이 청(青)과 백(白)으로 두 가지 이상의 것이 혼합되어 있을 경우가 많아 이에 주의하여 자신은 어디에 이상이 있는가를 판단해야 한다.

그런데 여기서 날마다 먹고 있는 음식 중에서 이 오행을 강하게 하는 음식을 열거해 본다.

● 목(木) : 간·쓸개·신경 작용

맵쌀, 쇠고기, 대추, 생강, 밀감피, 참깨, 개고기, 자도열매, 파, 부추, 파파이야, 사과, 토마토, 홍당무, 자라, 갱조개, 닭, 오리, 돼지, 소의 간장, 벌꿀, 쌀로 빚은 엿, 배추, 레몬.

● 화(火) : 마음(心), 소장, 혈액의 순환 작용

콩(小豆), 개고기, 자도열매, 부추, 박하차, 창포차, 연뿌리, 달걀, 소맥, 양고기, 건포도, 벌꿀, 돼지의 심장, 콩(大豆).

● 토(土) : 위, 비(脾), 소화·흡수작용

콩(大豆), 돼지고기, 밤, 맵쌀, 대추, 쇠고기, 감, 메밀, 벌꿀, 뱀장어, 미꾸라지, 율무, 닭이나 오리의 통구이, 돼

지의 위, 소의 위, 버섯, 땅콩, 찹쌀, 엿, 인삼, 망고, 파 인애플, 마늘, 파, 밀감

● 금(金) : 폐, 대장, 호흡·배설 작용
 메밀, 닭고기, 파의 하얀 부분, 밀, 양고기, 자도열매, 매실, 우유, 달걀의 흰자, 돼지의 허파, 땅콩, 물고기의 허파, 생강, 살구, 백합, 바나나, 마늘, 염교.

● 수(水) : 신·방광, 비뇨, 생식 작용
 닭고기, 복숭아, 파, 콩(大豆), 돼지고기, 소, 닭, 양의 신장, 흑두(黑豆), 녹용, 메추라기, 다시마, 석남화, 숙지황, 백자인, 수박.

 이러한 것을 날마다 섭취하고 있으면 식이요법이 될 뿐만 아니라 정력도 생긴다.
 다음은 직접적으로 병을 고치기 위하여 사용되는 지단(地丹)을 열거해 본다. 식이요법과 함께 섭취해 간다면 효과는 커진다. 일반적인 음식이면서도 한방(여기서 말하는 것은 일반적인 한방)과 같거나 그 이상의 일을 하게 된다. 이것들 중에는 보통의 식료품점에서 팔고 있지 않는 것도 있다. 그런 경우에는 한방약에 가면 구할 수 있다.
 이것들은 약과 같은 일을 하기 때문에 오행으로서만 아니라 구체적으로 어떤 증상에 좋은가도 설명해 본다.

● 목병(木病)
　1. 황달(黃疸)이 나타나면
　　㉮가락조개……꼭 강의 가락조개를 사용한다. 물을 넣어 삶고 간장만으로 가미한다.
　　㉯우렁이……위와 같음.
　　㉰갈대……뿌리를 말려서 물로 달인다.
　　㉱마당버들……줄기나 잎을 말려서 물로 달인다.
　　㉲띠(千芽)……뿌리를 말려서 물로 달인다.
　　㉳백굴채(白屈菜)……위와 같음.
　　㉴왕과(王瓜)……위와 같음. 이것은 변비에도 좋은 효과가 있다.
　　㉵치자(梔子)……열매를 건조하여 달인다. 협심증에 효과가 있다.
　2. 급성·만성간염이라고 의사가 말했다면,
　황달(黃疸)에 사용한 것을 그대로 사용해도 좋지만 다음의 것도 좋다.
　　㉮지골피(地骨皮)……구기자 나무의 근피(根皮)를 물에 달인다.
　　㉯호박……그대로 요리해서 먹는다.
　　㉰마늘……그대로 먹어도 좋고 마늘술을 해서 마셔도 좋다.
　　㉱인진고(茵蔯苦), 하고초(夏枯草), 포공영(蒲公英), 질경이, 수도근(糯稻根), 연전초(連錢草), 자금우(紫金牛).

이것들은 황달(黃疸), 간염(肝淡), 담낭염 등, 모든 목병(木病)에 효과가 있다. 두 종류씩 선택하여 8그람씩 달이고 복용한다. 한약방으로 가면 손쉽게 구할 수 있다.

  3. 노이로제에 걸린 사람 등은 다음의 것이 좋다.
  ㉮질경이 6g에 감초 2g을 가하여 달인다.
  ㉯석창근(石菖根) 15g에 물을 가하여 달인다.
  ㉰의이인(薏苡仁) 8g에 감초 2g을 가하여 달인다.
  ㉱마(山藥)……뿌리를 분말로 하여 따뜻한 물에 넣어 마신다.

  4. 히스테리가 있는 사람
  ㉮다료(大蓼)……꽃 또는 잎을 말려서 12g을 물 한 홉에 달이고 마신다.
  ㉯힐초(纈草)……뿌리, 위와 같음.
  ㉰감초 4g, 소맥 8g, 대추 6g을 물에 달이고 마신다.

  5. 불면증의 사람
  ㉮용담초(竜胆草) 8g, 오미자(五味子) 2g을 달이고 마신다.
  ㉯핵도인(核桃仁), 흑지마(黒芝麻), 동상엽(冬桑葉), 이상 세 가지를 40g씩 가루로 만들어 환제(丸劑)로 한다. 1회 2g의 것을 세 알, 하루에 2회 복용한다. 꿈만 꾸고

건망증이 있는 사람에게 좋다.

● 화병(火病)
 1. 심장병(일반)
　㉮청어……날것, 또는 건조한 것을 된장국으로 끓여 마신다.
　㉯붉은 개, 붉은 소의 간장……건조하여 갉아서 하루에 1회 4g씩 먹는다.
　㉰추이(椎耳)……물로 달여서 그대로 마신다.
　㉱흑대두(黑大豆) 1홉, 옥수수 1홉, 맵쌀 1홉을 가루로 하여 물에 타서 1일 3회로 나누어 마신다.
　㉲별꽃의 잎이나 줄기를 건조하여 한줌쯤에 옥수수 열매를 가하여 물 5홉으로 달인다.

 2. 동맥경화증에는 다음 것이 좋다.
　㉮홍당무, 혈갈(血竭), 호백(琥珀), 침향(沈香), 이상의 네 가지를 분말로 하여 따뜻한 물에 녹여서 1회 2g씩 복용한다.
　㉯연호색(廷胡索)·울금(鬱金)·침향(沈香)…… 위와 같이 하여 1회 2g씩 복용한다.

 3. 심계(心悸)가 심한 사람의 경우 다음과 같은 것을 복용한다.

㉮주사(朱砂) 4g, 돼지의 심장 1개……수우프로 만들어 먹는다.
㉯호박(琥珀) 2g, 혈갈(血竭) 2g……분말로 하여 따뜻한 물에 복용한다.
㉰합환(合歡)의 피(皮) 15g, 야교등(夜交藤) 20g……이상 두 가지를 물에 달이어 마신다. 불면증에도 효과가 있다.

● 토병(土病)
토병은 범위가 넓어 모든 증상을 열거하기에는 불가능하다. 중요한 증상만을 소개하겠다.

1. 위통(胃痛)·위궤양(胃潰揚)의 사람
㉮청목향(青木香)……분말로 하여 4g씩 1일~3회, 증상에 따라서 복용한다.
㉯달걀껍질……불에 쬐여 분말로 하여 1회 4g씩 1일에 2회 복용한다. 이것은 위산(胃酸)을 조절하여 통증을 그치게 한다.
㉰포공영(蒲分英)……전초(全草) 20g정도 채취하여 감주 한 숟갈을 넣어 달인다. 매끼 식후에 복용한다. 이것은 만성 위염에 효력이 있다.
㉱오징어의 뼈 30g, 연호색(廷胡索) 10g, 고번(枯礬 =뜨거운 물에 의해 고번의 수분을 제거한 것) 40g, 이상

가까운 데 있는 선도 건강식 **139**

을 분말로 하여 벌꿀에 혼합하여 환제(丸劑)로 만든다. 1회에 2～6g씩 1일 3～4회 복용한다. 위궤양, 십이지장궤양에 효력이 있다.

㈕오징어의 뼈 120g, 패모(貝母) 40g, 감초(甘草) 40g을 분말로 하여 환제(丸劑)로 만든다. 1회 4g씩 1일에 3～4회 복용한다. 궤양의 특효약이다.

2. 위(胃) 아토니(위근육 쇠약증)의 사람
㈎생솔잎……그대로 식후에 4～5개를 씹는다.
㈏밀감의 껍질(皮)……건조시켜 물에 달이고 식전에 마신다. 또 과식에도 효력이 있다.
㈐하수오(何首烏)……뿌리를 건조하여 달인다. 이것은 건위(健胃) 외에도 강장(強壯) 작용도 한다.
㈑마……위같이 복용한다.

3. 설사·장(腸)이 약한 사람
㈎석류(柘榴)의 열매 또는 꽃을 감초와 함께 물 한 홉으로 절반이 되게 달인다.
㈏부추……부추를 썰고 된장에 혼합하여 밥에 비벼 먹는다.
㈐물엿 75g, 달걀 한 개 이상을 술(정종 또는 소주)에 혼합하여 불에 쬐여 반쯤 익을 때 마신다.
㈑오배자(五倍子)……불에 쬐여 분말로 하여 4g 정

도씩 따뜻한 물에 섞어서 마신다.

● 금병(金病)
 1. 금병 일반(폐·대장)에 효력이 있는 것은
  ㉮길경근(桔梗根), 감초(甘草) 양은 적당히 물 2홉으로 달인다.
  ㉯의이인(薏苡仁) 20g, 감초(甘草) 4g을 물 3홉으로 달인다.
  ㉰천문동(天門冬) 200g, 맥문동(麦門冬) 200g, 오미자(五味子) 2g, 각사탕 200g, 황주(黃酒) 5홉을 30분 정도 불에 쬐여 술잔에 한두 잔씩 마신다.
  ㉱흑호마(黒胡麻), 봉밀(蜂蜜)을 각각 적당한 양에 달걀 한 개를 넣어 불에 쬐인다. 좋은 향기가 났을 때 식히고 분말로 만들어 복용한다.
  ㉲길경근(桔梗根), 지골피(地骨皮), 사삼(沙参)의 뿌리, 천문동(天門冬), 이상을 8g씩 달이고 1일 3회 복용한다. 특히 폐결핵에 좋다.

 2. 천식(喘息)이 심한 사람의 경우
  ㉮녹곽(鹿藿)……씨를 그대로 달이어 마신다. 담을 없애는 작용을 한다.
  ㉯괄루(括樓)의 뿌리 20g, 대나무 껍질(皮) 반 장을 물 3홉이 2/3가 될 때까지 달인다.

㉰원지(遠志) 8g, 행인(杏仁) 4g, 감초(甘草) 2g, 물 한 홉이 절반이 될 때까지 달인다.

㉱지룡(地竜=지렁이를 건조시킨 것)을 불에 쬐여서 분말로 만들어 1회 4g씩 1일 2회 복용한다.

3. 기관지염(気管支炎)

㉮무우를 갈아서 달인다. 거기에 설탕을 가하여 복용한다. 급성에도 좋다.

㉯상백피(桑白皮), 비파(枇杷)의 잎, 호퇴(胡頹)의 잎, 각각 16g씩을 달인다. 만일 호퇴가 없으면 앞의 두 종류만으로도 좋다.

● 수병(水病)

1. 신염(腎炎), 방광(膀胱), 카타르 등 열성(熱性)의 수병(水病)

㉮복령(茯苓), 백출(白朮), 택사(沢瀉), 감초(甘草), 각각 4g씩 물 3홉으로 2/3가 될 때까지 달이고 하루 2회 복용한다.

㉯이질풀 7g, 하고초(夏枯草) 3g을 달이고 1일 3~4회 복용한다.

㉰수박…그대로 먹어도 좋으나 짜서 즙을 내고 달인다. 엿처럼 된 것을 수저로 2~3번 먹는다.

㉱옥수수…한 홉, 물 3홉으로 달인다. 물이 1/3이 되

었을 때, 1일 2회 먹는다. 또는 가루를 만들어 백미와 섞어서 죽을 끓여 먹어도 좋다.

㈔지골피(地骨皮)를 그대로 달여서 마신다.

2. 정력 부족, 유정(遺精)

수(水)는 신(腎)에 해당되므로 쇠퇴하면 정력 부족이나 유정이 된다. 선도는 정력을 키우는 것을 제 1 목표로 하고 있기 때문에 수(水) 계통이 약하면 치명적이다.

그래서 그것을 치료하기 위하여 강정효과(强精效果)가 특별히 높은 것을 사용하지 않으면 안된다. 다음에 열거한 것은 신(腎)의 기능을 높여 줄 뿐만 아니라 정력 증강과 노화방지를 겸하고 있다. 정력을 증진시키기 위하여 수병(水病) 이외의 사람이 복용해도 무방하다.

㈎숙지황(熟地黃), 산수육(山萸肉), 천문동(天門冬), 상감자(桑堪子), 숙여정(熟女貞), 구판(龜板), 핵도육(核桃肉), 구기자(枸杞子), 녹용(鹿茸), 해구신(海狗腎), 익지인(益智仁), 육계(肉桂), 호노파(胡盧巴), 이 가운데서 두 종류를 선택하여 달이고 복용한다.

㈏인삼(人参) 4g, 생지황(生地黃) 4g, 복령(茯苓) 6g을 분말로 하여 벌꿀에 혼합하여 환제(丸劑)로 만든다.

㈐천문동(天門冬) 12g, 숙지황(熟地黃) 12g을 분말로 하여 위와 같이 벌꿀로 환제(丸劑)로 만든다.

㈑녹각(鹿角), 백자인(柏子仁), 토사자(菟糸子), 사상

자(蛇床子), 원지(遠志), 오미자(五味子), 육종용(肉從蓉) 이상의 것을 각각 2g씩 분말로 하여 2～4g씩 따뜻한 물로 마신다.

 이상의 것을 매일 복용하고 있으면 신허(腎虛)나 유정(遺精)이 치유될 뿐만 아니라 정력이 자연히 넘치게 된다. 이 지단법(地丹法)과 병행하여 호흡각병법(呼吸却病法)이나 선도 체조 등을 병행해 나간다면 차츰 체력이 증진되어 나갈 것이다.

응용자재(応用自在)의
선도 체조

지단(地丹)으로서 정(精)이 증진되어 가는 것은 좋으나 그것 만으로는 아직 완전히 건강하다고는 말할 수 없다. 운동 부족의 몸으로서는 기(気=血)의 순환이 좋지 않아 모처럼의 정(精)도 충분히 발휘하지 못한다.

만일 정력이 증진되어도 모두가 정액으로 변하게 된다면 거의 그것이 틀림없다. 이러한 사람은 성욕(性慾)만 고조되어 체력은 거의 증진되지 않는다. 그래서 섹스를 하고 나면 힘이 빠지고 피곤해진다.

그래서 선도에서는 체내의 기(気)와 혈(血)의 순환을 잘하기 위하여 옛부터 전해져 온 도인(導引)이나 동공(動功) 등의 선도 체조를 하고 있다.

'기'와 '혈'의 순환을 좋게 하려면 스포츠라도 하면 되지 않느냐고 생각하는 사람도 있을 것이다. 그러나 선도 체조에 비하여 동작이 빠르고 과격하다. 그다지 건강하지 않은 사람의 경우에는 '기'의 순환을 좋게 하기보다 역으로 나쁘게 할 수도 있다.

거기다 서양의 스포츠는 어느 특정 부분만을 단련하게

되기 때문에 그 곳에만 '기'가 집중되는 나쁜 면이 있다. 그로 인하여 전신적으로 보면 '기'의 밸런스가 크게 틀리게 된다. 몸을 단련하고 있어야 하는 일류 스포츠 선수에게 내장을 비롯하여 몸의 여기 저기에 고장이 있는 것은 그러한 데서 오는 것이다.

그러한 점에 있어서 태극권 같은 것을 보면 알게 되는 것처럼 중국의 운동은 천천히 하고 있는 데다 전신을 사용하기 때문에 '기'가 몸 속 구석 구석까지 미치게 된다는 장점이 있다. 다만 이 '기'는 아직 의식으로 강하게 된 '기'가 아니기 때문에 완전히 유감화(有感化) 되는 데까지 미치지 않는다. 여기에 호흡과 의식의 훈련이 가해질 때 비로소 양기(陽気)로서 느끼게 되는 것이다. 그러나 유감화 되지 않아도 '기'가 전신에 미치게 되면 건강법으로서는 충분한 효과가 있다. 그 의미에서 태극권 등이 크게 보급될 가능성이 있다.

그런데 선도 체조라고 하는 것은 싫증이 날 정도로 많은 종류가 있다. 하나 하나 소개해 나간다면 이 책 한 권으로도 부족하다.

그러나 그 속에는 모양일 뿐 아무런 효과가 없는 것도 없지는 않다. 이러한 것은 신비스러운 명칭을 붙이고 그럴 듯하게 말하고 있으나 실은 라디오 체조보다 효과가 없다. 이러한 것은 한 번 전승(伝承)이 끊어진 것을 후세의 사람들이 고서(古書) 등을 보고 그 형태만 모방한 것이 많다.

그래서 선도 체조를 할 경우 잘 선택해야 한다.
 유명한 것으로는 팔단금(八段錦＝이것만으로도 몇 십 종이라고 하는 異伝이 있다.), 역근경(易筋経), 화타오금도(華陀五禽図), 화룡공(火竜功), 아미종십이장(峨楣宗十二庄), 거병연년법(祛病廷年法) 등이 있다. 이 외에도 몇 십 종이나 되는 체조가 있으나 거의 그 전모는 파악할 수 없는 정도이다.
 그 이유는 중국인의 독상주의(独想主義)에 있는 모양이다. 태극권 같은 것을 보아도 원래는 일반적인 양가(楊家)의 것으로부터 시작되어 그 원류(源流)라고 할 수 있는 진가태극권(陳家太極拳), 다시 손가(孫家), 오가(呉家), 곽가(郭家)의 무가(武家)들을 비롯한 수십의 유파가 있다. 그 근본은 같다고 하지만 초보자의 눈에는 전혀 다른 권법으로 보인다.
 이 외에도 팔괘권(八卦拳), 형의권(形意拳), 소림권(少林拳) 등에 대해서는 선생마다 그 내용이 다를 정도이다.
 어떤 사람들이라도 처음 이러한 권법을 배울 때 선생이 가르치는대로 기(技)를 따라 하지만 어느 정도 마스터하면 자신의 독자적인 것을 가한다. 자신에게 유효한 것은 타파(他派)의 것이라도 도입하고 자신에게 맞지 않은 것은 자파(自派)의 것이라도 거침없이 버린다. 그렇게 하여 그 사람에게 맞는 권법이 만들어진다.
 또 선생에 따라서는 처음부터 제자에게 맞는 형을 가르

치기도 한다. 그래서 같은 선생으로부터 배운 제자라도 전혀 다른 형을 전승하고 있는 예가 허다하다.

  그러나 이 사고방식에는 일리가 있는 일이라고 생각된다. 사람마다 차이가 있기 마련이다. 뚱뚱한 사람이 있는가 하면 여윈 사람도 있다. 동작이 둔한 사람이 있는가 하면 빠른 사람도 있다. 그럼에도 불구하고 개인의 차이를 전혀 무시한채, 말하는 그대로 배운다면 전혀 지혜가 없다.

  일본의 무도(武道)는 우선 그 지혜가 없는 전형이며 '신발에 발을 맞추라'는 식의 군대 정신이 살아나 있다. 이것은 스스로 사물을 생각하는 민족과 스스로 생각할 수 없는 민족의 차이일 것이다.

  이야기가 바뀌지만 중국 한방들은 이 종횡자재(從橫自在)의 사상을 가장 잘 살리고 있는 분야이며, 체질과 증상에 따라서 그 의사가 자신 나름대로의 처방을 만들어 변화시키는 새로운 처방을 그 자리에서 만들어 간다.

  일본의 교조(教條)적인 한방에서 본다면 놀라운 일이지만 당연하다고 한다면 당연한 것으로서 같은 환자가 전과 같은 병으로 왔다고 해도 100% 같은 증상을 나타낸다고는 볼 수 없다. 꼭 미묘한 차가 있을 것이며, 그 차가 병을 회복시키지 않는 열쇠가 될 때도 있는 것이다.

  내가 알고 있는 정(丁)이라는 한방 의사는 30년 간 완전히 같은 처방을 사용한 일은 2~3회밖에 없었다고 했다. 이러한 점에 비추어 일본의 한방은 소홀하며, 갈근탕

(葛根湯)이다, 소자호탕(小柴胡湯)이다, 하고 고서(古書)에 있는 처방을 그대로 사용하고 있을 뿐이다.

아뭏든 기본적인 증세에 맞아들어가면 상세한 데는 무시하고 공식적인 처방을 한다. 이러한 일은 특히 옳은 한방의학의 강의를 받은 일이 없는 한약방에 많다. 100% 틀린다고는 할 수 없으나 이래서는 효과가 잘 나타나지 않거나, 많이 복용하지 않으면 효력이 없다고 하는 불경제를 초래한다.

죽동(竹東)의 유철호(劉鉄虎) 의사가 말하고 있었다.

"한방은 비싸기 때문에 2일 정도로서 어떻게 해주지 않으면 환자의 부담이 크다. 그것을 언제까지나 복용시키고 있는 것은 능력이 없거나 부당하게 돈을 벌겠다는 악덕이거나 두 가지 중의 하나다."

이 말은 융통성이 없는 사고방식이 얼마나 남에게 해를 주고 있는가를 암시하고 있다.

선도 체조 역시 같은 것이다. 흔히 일본의 시중 서점에 나와 있는 선도서(仙道書)는 팔단금(八段錦)들이 보이고 있으나 막상 해보면 효과가 있다고 생각되는 기간은 1주일 정도이며 그 후에는 시시한 운동이 되고만다.

이것은 한 마디로 말하면 저자가 중요한 요점을 이해하고 있지 않거나 또는 한 권의 책을 더 쓰기 위해서 포인트만 가리키고 있거나, 두 개 중의 하나일 것이다.

이러하기 때문에 독자들도 중국인의 사고 방식을 이해하

고 고정화된 것을 절대시 하지 않도록 해주기 바란다.
 지금부터 소개하는 것은 신중국이 되어서부터, 옛날부터 전래되어 온 선도 체조에 생리학의 분석을 가하여 유효하다고 판단된 것을 효력별로 재편성한 것이다.
 순서에 구애됨이 없이 자신에게 제일 필요한 것(예를 들면 다리가 약하다거나 간장이 나쁘다거나)을 자주 하도록 하고 그 후에는 좋아하는 것을 선택하여 하면 된다.
 만일 전부 하고 싶으면 처음부터 계속해서 해도 된다. 이것 외에도 자신이 고안해서 새로운 형을 생각해 내어도 된다.
 이 선도 체조는 다음 장(章)에서 설명하는 천단법(天丹法―呼吸) 속에 포함되어 있는 것으로서 중국에서는 기공법(気功法)이라고 한다. 이것을 분리하는 경우, 정좌(靜座)하여 호흡법만을 수련하는 것을 정공(靜功), 호흡법에 동작을 수반시키는 것을 동공(動功)이라고 한다. 옛부터 정공(靜功)과 동공(動功)에는 다음과 같이 사용된다.
 여름에는 덥기 때문에 자연 기혈(気血)의 흐름을 좋게 하는 일과 '기'의 소모를 피하기 위하여 정공(靜功)을 주로하여 동공(動功)을 따르게 한다.
 반대로 겨울에는 춥기 때문에 기혈(気血)의 흐름이 나빠지므로 동공을 주로하여 정공을 따르게 한다.
 그 밖에 젊은이는 생명 활동이 왕성하여 기혈이 과잉하기 때문에 동공을 주로하여 정공을 따르게 한다. 반대로 연배자는 기혈이 쇠퇴해지고 있으므로 정공을 주로 하고 동공을 따르게 한다.

또 육체를 과도하게 사용하는 사람은 정공을 주로 하고 신경을 과도하게 쓰고 있는 사람은 동공을 주로 한다.

이것은 절대적이 아니다. 제일 적당한 것은 자신의 체질이나 환경을 보아 어느 쪽을 주로 하면 좋은가를 판단하여 결정하면 된다. 권법을 하고 있는 사람의 경우 당연 동공은 곧 정공이라고 하는 것이 바람직하다. 반대로 정공을 잘하게 되면 그만큼 기공법(気功法)은 충분하며 특별히 동공을 하지 않아도 된다.

이 동공 이외에 외부로부터 자극을 주어 기혈(気血)의 흐름을 좋게 한다는 방법이 있다. 이것을 도인(導引)이라고 하며 일종의 맛사지에 해당된다. 다만 이 도인(導引)이 보통의 맛사지와 다른 것은 거의 어떤 것이라도 자신이 혼자서 할 수 있다는 데 있다. 거기다 혈(穴)과 경락(특히 경근—経筋)을 자유로이 활용하기 때문에 침구에 뒤떨어지지 않은 효과가 있다.

지압(指圧)에서도 혈(穴)을 많이 사용하고 있으나 기술이 단조하여 그다지 확실한 쾌감을 얻을 수 없다. 그런 점을 보아 이 도인은 손이나 손가락에 변화를 주어 자유자재로 할 수가 있어서 훌륭한 효력을 볼 수가 있다. 아뭏든 지압·맛사지 외에 자기 자신의 손을 움직이므로써 손이나 어깨의 운동까지 포함시키고 있어서 이만큼 유효한 건강법은 없다.

 숙달되어가면 손의 감도가 좋아지고 남에게 시술하면 어떤 맛사지보다 효력이 있다. 저자는 이것으로써 급성 약물중독에서부터 일사병까지 사람을 살린 적이 있다. 그렇다고 해서 어떤 매스콤의 선인처럼 도인으로 만병을 고친다고 하는 것은 아니며 당연히 한계가 있다. 이런 것을 잘 기억하고 있다가 환자를 저승에 보내지 않도록 당부한다.

 우선 도인을 먼저 소개하고 그 다음에 동공을 해설해 보기로 한다.

백병(百病)을 치료하는 도인(導引)

이 도인(導引)은 중국의 맛사지 요법인 추나(推拿)를 닮고 있으나 앞에서도 말했듯이 철저하게 자기 혼자서 할 수 있다는 점이 다르다.

서서 해도 좋고 앉아서 해도 된다. 환자들은 침상에 있는 그대로 상반신을 일으켜서 하면 된다. 그렇게 하는 동안에 기혈(気血)의 순환이 좋아지기 때문에 모르는 사이에 일어날 수 있게 될 것이다.

만일 상반신조차 일으키지 못하는 환자의 경우에는 처음에는 가족의 도움으로 시술을 받은 다음 상반신만이라도 일으킬 수 있는 데까지 회복되면 그 때부터는 자신이 해 나가면 된다. 언제까지나 남의 도움을 받고 있으면 의타심이 생겨 오히려 오랫동안 병상에 있게 된다. 선도 수행은 어디까지나 자력갱생에 있는 것이다. 의타심은 자신의 죽음을 초래하게 될른지도 모른다.

주의해야 할 점은 절대로 무리한 힘을 넣어서는 안된다. 상반신의 힘을 빼야 한다. 가볍게, 또 부드럽게 하지 않으면 아무런 효과가 없다. 필요없는 통증과 피부에 해를 줄

백병(百病)을 치료하는 도인(導引) *153*

뿐이다.
　처음에는 어렵겠지만 매일 연습하게 되면 1주일도 되기 전에 마침내 좋은 감각을 알게 된다.
　설명 옆에 표시한 횟수는 일반 표준횟수이며, 처음부터 그 횟수를 하지 않아도 된다. 조금씩 증가시켜 가면서 그 정도까지 하면 된다. 또 그 정도의 횟수로는 했다는 기분이 나지 않는 사람은 2배, 3배 해도 좋다. 그러나 피곤해질 때까지 하는 일은 금물이다. '기'가 소모될 뿐 아무런 도움이 되지 않는다. 이 점을 주의하여 꼭 두 손을 마찰시켜 뜨거워지면 시작해 주기 바란다.

● 욕두(浴頭―정수리 누르기)
　1. 이마의 두발이 난 경계로부터 목덜미의 두발이 난 경계를 향해서 두손으로 머리를 빗는 것처럼 한다.
　　　　　　　　　　■ 36회 (그림①·②)
　2. 손가락 끝으로 머리 위를 누른다. 여기를 백회(百会)라고 하여 침구에서는 머리의 상기(上気), 흥분 등의 치료에 사용한다.
　　　　　　　　　■ 5초 간격으로 5회(그림③)

　이 욕두는 뇌일혈, 현기증, 두통, 빈혈증 등을 고치는 효력이 있을 뿐만 아니라 대머리를 예방하고, 머리칼의 노화방지에도 효력이 있다.

154 제 5 장 / 선인의 몸을 만드는 음식과 체조

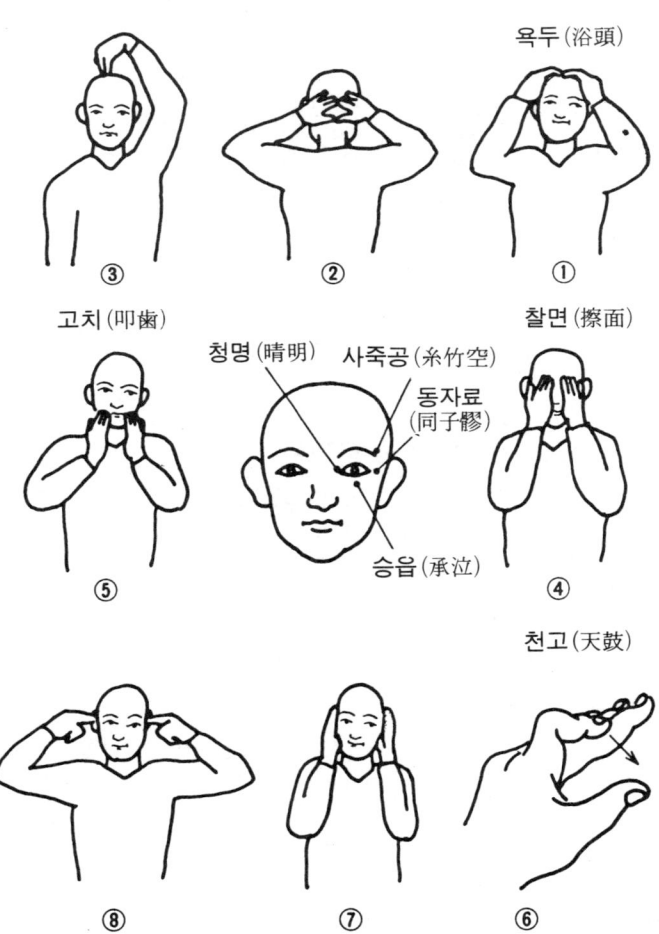

나의 친구의 숙부는 70세나 되는데 이 욕두를 반 년 정도 날마다 계속해보니 대머리에 털이 나고 지금은 멋있는 머리가 되었다. 젊은이가 대머리에 고민하고 있는 사람은 꼭 권장하고 싶은 도인이다.

● 찰면(擦面―얼굴 비비기)
 1. 얼굴의 양측의 두발이 난 경계에서 코의 양측까지 두 손의 손바닥으로 위에서 밑으로 비빈다.
■ 24회 (그림④)
 2. 인지 손가락을 세우고 코 바깥쪽을 마찰한다. 다음에 옆으로 하여 코밑을 마찰한다.
■ 각각 24회

 1을 하게 되면 피부에 윤택이 좋아질 뿐만 아니라 주름살도 생기지 않는다. 거기다 감기의 예방이 된다. 또 눈에서 아래쪽으로 향하여 위경(胃経)이라는 경락을 지나고 있는 안면신경통에 좋은 혈(穴)이 많이 있다. 거기다 관자놀이에는 태양(太陽)이라고 하는 두통이나 머리가 멍해질 때에 지압(指圧)을 가하면 효과가 있는 혈(穴)이 있다.
 2는 코감기 등으로 고통을 받고 있을 때 행하면 효과가 있다. 비염(鼻炎)이나 축농증이 있는 사람도 미간을 마찰하는 동작을 가하면 좋아진다. 또 코는 금(金)과 관계가 있어서 천식의 예방이 될 뿐만 아니라 폐에도 좋은 영향을 준다. 그 밖에 손가락을 옆으로 하는 마찰법은 인중(人中)이라고 하는 혈(穴)을 자극하므로 요통에도 효과가 있다.

● 목공(目功—눈 운동)
 1. 안혈(按穴)……눈 밑에 있는 승읍(承泣)이라고 하는 혈(穴—胃経에 속한다), 안측에 있는 정명(睛明)이라고 하는 혈(穴—膀胱経에 속한다), 바깥측에 있는 동자료(瞳子髎)라고 하는 혈(穴—胆経에 속한다), 눈썹 바깥쪽에 있는 사죽공(紗竹空)이라고 하는 혈(穴—三焦経에 속한다), 이상을 인지 손가락 끝으로 누른다.
■ 1개소 5초씩 3회
 2. 찰안피(擦眼皮)……눈을 감고 인지 손가락과 가운데 손가락을 겹쳐서 눈꺼풀의 가죽을 가볍게 비빈다.
■ 36회 또는 1분 정도
 3. 선안정(旋眼睛)……우선 얼굴을 움직이지 않고 눈동자를 올리고 천정을 본다. 그 때 안구는 될 수 있는대로 위를 보게 한다. 다음은 마음껏 옆으로 본다. 이것을 좌우로 움직인 다음 안구를 1회전시킨다.
■ 각각 12회씩

최근 일본에서도 눈의 체조라고 하는 타이틀을 가지고 중국으로부터 이 목공(目功)과 비슷한 체조가 들어왔다. 그림을 그린 커다란 광고의 설명서에는 가성근시나 원시를 고친다고 한다. 그러나 이 목공(目功)은 눈병을 예방하거나 피로를 제거시키는 것 뿐만이 아니다. 눈이 목(木)에 속하고 있으므로 간장의 움직임에도 도움을 준다.

● 고치(叩齒―이빨 운동)
＊1. 입을 다물고 상하의 잇몸이 있는 데를 피부의 위에서부터 엄지손가락을 제외한 네 손가락 끝으로 때린다.
■ 24회 (그림 ⑤)
2. 상하의 치아를 서로 마주치게 한다.
■ 36회
3. 솟아나오는 침을 잘 씹으며 3회로 갈라 삼킨다.

이것은 치아를 튼튼하게 하고 치조농루(齒槽膿漏)를 예방한다. 또 치아는 토(土)에 속하므로 위나 비(脾)의 운동을 증강시킨다. 침을 삼키는 것은 위가 좋지 않은 사람에게 최고의 약이 되고, 여가를 봐서 이것을 하고 있으면 소화불량도 고치게 된다. 거기다 선도에서는 침을 진액(津液)이라고 하여 정(精)이 유형화된 것으로 본다.
이것을 삼키는 것은 바로 정력 증진이나 회춘(回春)에 연결되는 것이다. 이 외에도 치아를 서로 마주치게 하는 것은 정공(靜功)에 있어서 중요한 것이며 기분을 각성시키고 눈의 피로를 제거하고 정신을 통일시키기 쉽다.

● 천고(天鼓-귀 울리기)
＊1. 가운데 손가락 위에 인지 손가락을 얹고 인지 손가락을 미끄러지게 하는 감으로 귀의 뒤에 있는, 뼈가 약간 튀어 나와 있는 데를 친다. 이것은 처음에는 어렵다. 테이블 위에 두 손가락을 놓고 인지 손가락으로 테이블을 치는 듯이 연습하는 것이 좋다.
■ 24회(그림 ⑥)
2. 손바닥으로 귀를 누르고 천천히 뗀다.
■ 좌우 6회씩(그림 ⑦)
3. 인지 손가락을 귓구멍에 넣었다가 빼는 동작을 되풀이한다.
■ 좌우 6회씩(그림 ⑧)
4. 엄지손가락과 인지손가락의 끝으로 귓볼부터 시작하여 귀의 여기 저기를 당기기도 하고 비빈다.
■ 12회

 이것은 귀가 멀어지고 귀울림을 하는데 효과가 있을 뿐만 아니라 중이염과 외이염 등을 예방하는 효과가 있다. 또 귀는 수(水-腎)와 밀접한 관계가 있으므로 신장의 운동에 효과를 준다. 더구나 이 천고(天鼓)는 귀 뿐만 아니라 머리 전체에 진동이 전해지기 때문에 뇌에도 좋고 사고력이나 기억력을 증진시키는데 도움이 된다.
 지금 귓침이라고 하여 귀에 침을 놓는 요법이 중국에서

전해져 와 있다. 여기에 의하면 귀에는 몸 속의 병에 대한 반응점(穴)이 있다고 한다. 이 귓속의 혈(穴)을 발견하는 기계를 이전탐색기(耳電探索器)라고 한다. 이것을 사용하면 귀의 부분만 침의 치료가 가능한 것이다.

  귀를 맛사지하는 것은 단순히 귀만의 움직임을 증진시킬 뿐만 아니라 몸 전체의 상태를 증진시키는 데에도 도움이 되는 것을 알게 된다.

● 항공(項功 ― 목운동)

1. 다섯 손가락을 모아 그 손바닥 부분을 사용하여 두 손으로 목덜미 부분을 마찰한다.

■ 24회 (그림 ⑨)

다음은 가볍게 주먹을 쥐어 다섯개의 손가락 끝으로 가볍게 때린다. 심하게 하지 않고 리듬에 맞추어 계속한다.

■ 15회

*2. 목을 뒤로 돌린다. 눈은, 목을 오른쪽으로 돌릴 때는 왼쪽 뒤를 보는 듯이 하고 왼쪽으로 돌릴 때는 오른쪽 뒤를 보는 듯이 한다. 또, 목을 돌릴 때 어깨를 회전시켜서는 안되며 어깨의 위치는 꼭 정면을 바로 보고 있도록 한다.

■ 12회씩 (그림⑩)

*3. 허리를 똑바로 하고 목을 뒤로 제낀다. 뒤의 벽이 보이도록 제끼면 좋으나 처음에는 천정이 보일 정도로 하

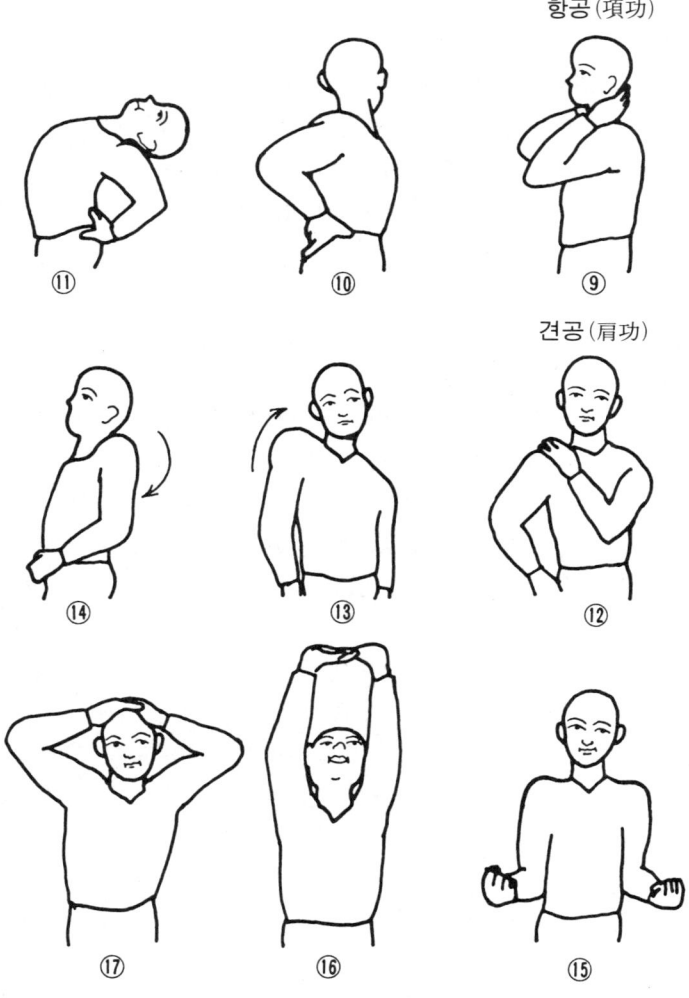

다가 차츰 많이 제끼도록 하면 된다.
■ 30초~1분(그림 ⑪)

 이것은 목덜미의 근육이 저리는 것을 해소하고 머리를 상쾌하게 한다. 현기증이 있는 사람, 고혈압, 기침이 자주 나오는 사람은 이 운동을 하면 예방 뿐만 아니라 고칠 수도 있다. 가벼운 감기는 이것만으로도 고칠 수가 있다. 거기다 경항(頸項)은 목(木―肝・胆)에 관계가 있기 때문에 불면증이나 노이로제가 있는 사람도 머리의 정점(頂点―百會=앞에서 설명했다)과 발바닥의 움푹 들어간 곳(湧泉=後述하겠다)을 함께 맛사지를 하면 치유된다.

● 견공(肩功―어깨 운동)
 1. 오른 손으로 왼쪽 어깨를, 왼손으로 오른쪽 어깨를 교대로 가볍게 때린다.
■ 36회(그림 ⑫)
＊2. 한쪽 어깨를 앞에서 뒤로 회전시키는 것처럼 돌린다. 다음 다른 쪽의 어깨를 앞에서 뒤로 회전시킨다. 마지막에 양 어깨를 동시에 뒤에서 앞으로 회전시킨다.
■ 각 36회씩(그림⑬・⑭)
 3. 숨을 빨아들이고 주먹을 꽉 쥐고 어깨에 힘을 준다. 어깨에 힘을 준대로 잠시 호흡을 중단시켰다가 갑자기 숨을 내쉬면서 동시에 어깨와 주먹의 힘을 뺀다.
■ 5회(그림⑮)

＊4. 양 손을 똑바로 마음껏 내밀고 손가락을 서로 끼우도록 한다. 눈으로 그것을 응시한다. 그 때 등을 똑바로 할 것. 다음은 서로 손가락을 낀 두 손을 그대로 머리 위에 얹는다. 손을 내밀 때 숨을 마시고 머리 위에 얹을 때는 숨을 내쉰다. 이 동작을 1회로 한다.

어깨가 저릴 때, 고혈압, 감기 등에 좋으나 그 외에도 현기증, 불면증, 또 초조할 때에 효과가 있다.

이 어깨 부분은 상반신의 장부(臟腑)의 대부분이 관계되어 있으며, 폐(肺), 심(心), 간(肝), 단(胆), 위(胃), 비(脾)의 상태가 좋지 않은 사람은 이 견공(肩功)을 계속하면 효력이 있다. 넓은 범위의 증상에 응용할 수 있다.

● 욕비(浴臂―팔 안마)

1. 오른 손으로 왼쪽 어깨 뼈에서 팔 바깥쪽을 지나 손등에까지 마찰하거나 주무른다. 다음은 왼손으로 바꾸어 같은 요령으로 한다.

■ 24회씩 (그림 ⑱)

2. 오른손으로 왼 팔의 근육의 부분에서 팔 안쪽을 따라 손목까지 마찰 또는 주무른다.

■ 24회씩 (그림 ⑲)

팔의 신경통을 고칠 뿐만 아니라, 12경(経) 속의 손의 6경(肺経・心包経・心経・小腸経・三焦経・大腸経)의 '기'

의 순환을 좋게 하여 이들 경락으로부터 들어오는 병을 예방한다.

● 욕수(浴手-손운동)
 1. 오른손의 엄지 손가락과 인지 손가락의 끝으로 왼손의 손가락 하나 하나의 손톱의 옆을 잡고 주무른다. 그 다음에 흔든다.
　　　　　　　　　　■ 좌우10～15회씩 (그림⑳)
＊2. 두 손바닥을 서로 마찰시킨다. 이 동작은 도인(導引)을 시작하기 전에 손바닥을 충분히 따뜻하게 한다. 찬 손으로 도인을 하면 효과는 고사하고 오히려 악화된다.
　　　　　　　　　　■ 36회 (그림㉑)
 3. 손등으로 다른쪽의 손바닥을 마찰한다.
　　　　　　　　　　■ 36회
 4. 양손의 힘을 빼고 손목이 있는데서 리듬에 맞추어 흔든다. 차츰 빠르게 한다.
　　　　　　　　　　■ 36회 (그림㉒)

 이것은 욕비(浴臂)와 함께 하면 좋다. 손의 6경(経)의 혈(穴)은 모두 손가락 끝에 모여 있으므로 거기를 잘 주물러 주는 일은 그 6경(経)에 있는 이상을 치료하는 일과 연결된다. 거기다 욕수(浴手)를 잘해가면 손의 감각이 차츰 민감해진다.

164 제 5 장 / 선인의 몸을 만드는 음식과 체조

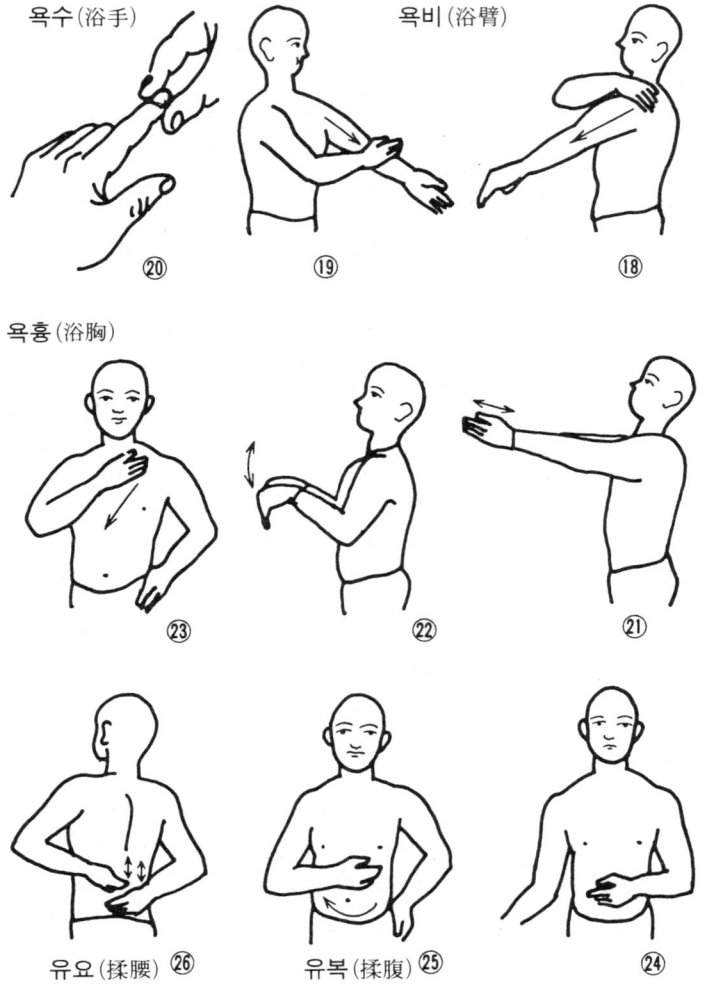

백병(百病)을 치료하는 도인(導引) **165**

● 욕흉(浴胸―가슴 문지르기)
 1. 어깨부분에서 비스듬히 하복부의 방향(오른쪽 어깨에서 왼쪽 하복부로, 왼쪽 어깨에서는 그 반대)으로 향해서 손바닥으로 쑤욱 흐르는 듯이 마찰한다.
■ 좌우 12타(그림 ㉓)
 2. 가슴의 명치로부터 옆구리까지 손바닥으로 마찰한다.
■ 좌우 12회(그림 ㉔)

 욕흉(浴胸)은 위의 움직임을 증진시킬 뿐만 아니라 가슴의 초조감을 없앤다. 늑간신경통(肋間神経痛)도 이것을 오래 계속하면 치유된다. 2는 간장의 움직임을 증진시키므로 간장병이 있는 사람에게는 좋다. 그러나 너무 통증을 느끼게 되면 당연 멈추고 피해야 한다.

● 유복(揉腹―배 문지르기)
 1. 배꼽을 중심으로하여 시계바늘이 돌아가는 듯이 좌·우 교대로 마찰한다.
■ 12회씩(그림 ㉕)

 위의 소화기능을 증진시킨다. 거의 위의 질환은 이것을 하고 있는 동안에 완치되어 간다. 토병(土病)의 사람은 식이(食餌)와 병행하여 이것을 계속하면 좋다.

● 유요(揉腰―허리 문지르기)
＊1. 두 손바닥을 마찰하여 뜨거워지면 허리에 대고 상하로 마찰한다.
■ 36회 (그림 ㉖)

 요통을 예방하는 외에도 오랫동안 계속해가면 완치도 가능하다. 그러나 유요(揉腰)에서 가장 중요한 것은 보정효과(補精效果)이다. 언제나 거기를 자극하고 있으면 '기'가 모아지고 정력이 생긴다. 허리는 오행의 수(水)에 속하는 중요한 부분이다. 거기다, 허리에서 배꼽에 걸쳐서 대맥(帶脈)이 일주하고 있으므로 12경(経)의 '기'의 밸런스를 조절하는 효과도 있다.

● 치미골(嵯尾骨―엉덩이뼈 비비기)
＊1. 미저골(尾骶骨)을 손가락 끝으로 뜨거워질 때까지 비빈다.

 이것은 앞의 유요(揉腰)와 적당히 혼합하여 허리에서 거기까지 마찰하면 설사, 변비에 크게 효과가 있다. 그 외에도 양기가 발생하였을 때 거의 여기서 멈추게 되므로 그것을 빨리 유통시키는 잇점도 있다.

● 두신낭(兜腎囊―음낭 거머쥐기)
 여기에는 남성용과 여성용의 두 가지가 있다.

㉮ 남성의 경우, 한손으로 고환(睾丸)을 싸고 다른 한 손으로 하복부를 마찰한다.
■ 24회 (그림 ㉗)

㉯ 여성의 경우, 왼손으로 허리를 누르고 오른손으로 가슴의 명치에서 왼쪽 밑으로 향하여 배꼽의 위에서 상승하는 듯이 원을 그린다. 다음은 오른손으로 허리를 누르고 왼손으로 배꼽 밑에서 치골(恥骨)로 향하여 하강하는 듯이 원을 그린다.
■ 12회씩 (그림 ㉘)

● 유슬(揉膝 — 무릎 비비기)
  1. 무릎을 세우고 다리의 안쪽과 바깥쪽으로 마찰한다.
■ 좌우 12회 (그림 ㉙)
  2. 무릎의 주위를 손바닥으로 주무른다.
■ 좌우 36회 (그림 ㉚)

이것은 12경 속의 발의 6경(脾経·肝経·腎経·膀胱経·胆経·胃経)의 움직임을 증강시키는 이 경락에서 발생하는 질환을 예방한다. 그 밖에 다리의 신경통, 관절염, 류마티스에 비상한 효과를 발휘한다. 그 가운데서도 대퇴부의 안쪽은 강정효과(強精効果)가 있어서 남녀 모두 이것을 하면 성욕이 고조된다.

● 찰용천(擦湧泉 — 발바닥 문지르기)

168 제 5 장 / 선인의 몸을 만드는 음식과 체조

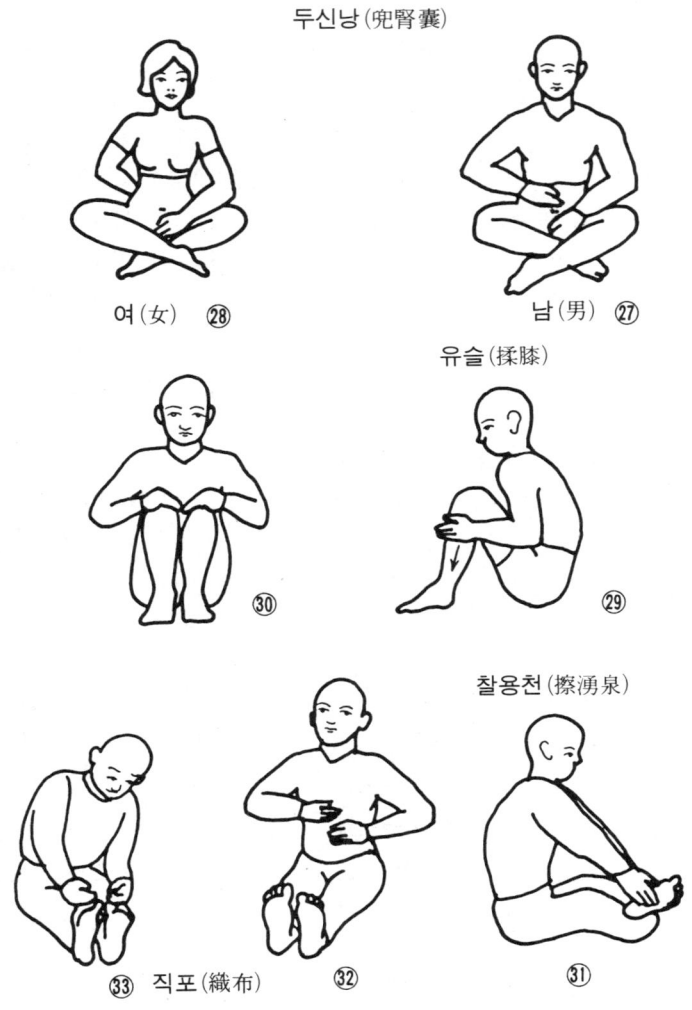

백병(百病)을 치료하는 도인(導引) *169*

1. 발바닥의 장심(掌心)을 주먹으로 잘 주무른다.
■ 30초(그림 ㉛)
2. 발바닥의 장심 위에 있는 용천(湧泉)을 지압(指壓) 한다. 그리고 나서 손가락 끝으로 잘 주무른다.
■ 20초씩

용천(湧泉)은 신경(腎経)의 혈(穴)이며 그것을 자극하면 신장이나 방광의 움직임을 증강시켜 정력감퇴, 고혈압, 요통, 귓병 등에 효력이 있다. 또 발바닥의 장심을 주물러 주면 코, 목, 가슴 등 금(金)에 속하는 기관을 강하게 하는 효과가 있다. 불면증, 노이로제 등 '기'가 상승하는 질환에는 거기를 잘 자극하면 곧 좋아진다. 신경을 많이 쓰는 일에 종사하고 있는 사람은 매일 이것을 계속하면 좋다.

● 직포(織布 — 베짜기 운동)
＊1. 손가락 끝이 발가락 끝에 닿도록 상체를 앞으로 눕힌다. 그 다음은 원래 자세로 돌아가서 허리를 편다. 이것을 되풀이 한다.
■ 24회(그림 ㉜・㉝)

직포(織布)란 묘한 명칭이지만 옛날의 베를 짜는 모습과 흡사하여 그런 이름을 붙인 모양이다. 이것은 허리 부분을 중심으로 등 전체의 '기'의 흐름을 좋게한다. 요통,

신허(腎虛) 등을 고칠 뿐만 아니라 위·간·대장 등의 움직임을 강화시킨다.

 이상 도인(導引)을 설명해 왔으나 이 외에도 무수한 기법이 있다. 어느 것이나 혈(穴)과 경락(経絡)을 응용한 도인(導引)이며 한 권의 책을 쓰고 싶은 생각도 있으나 이 책에서는 여기서 마치기로 한다.
 부디 이 책에 있는 도인 이외에도 자신 나름대로 연구하여 효력이 있는 기법을 고안해주기 바란다. 그리고 날마다 라디오 체조를 해도 별로 효력이 없고 이것 역시 효력이 없는 사람은 우선 *표가 있는 것을 순서대로 해나가면 된다. 이것은 팔단금(八段錦)의 일종이다.

사방 석 자 넓이에서 할 수 있는 동공(動功)

　도인(導引)은 비교적 쉬운 체조이며 몸이 약한 사람이나 노인들에게 적합한 대신 동공(動功)은 체력이 있는 사람에게 적합한 본격적인 체조이다. 그렇다고 해서 약간의 허약자나 노인들이 해서는 안된다는 것은 아니다.
　도인(導引)에 비하면 동공(動功)은 그런 사람들에게는 약간 힘들다는 것 뿐이다. 그 대신 태극권 등의 효과와 비하여도 조금도 손색이 없다.
　이 체조를 하면 특히 하반신이 단련되기 때문에 정력 부족이나 요통, 설사, 변비 등은 곧 해소된다. 거기다 태극권처럼 넓은 장소는 필요없다. 사방 석 자 넓이면 충분하다. 좁은 아파트에 사는 사람들에게는 아주 적합한 체조라고 볼 수 있다.
　어느 것부터 시행해도 되지만 뒤에 갈수록 심해지니 숙달되기 전에는 순서대로 하는 것이 좋다.
　이전에 저자가 이 동공(動功)을 토쿄의 어느 상사(商事)에서 회사 간부의 훈련에 사용한 일이 있었다. 호흡법을 비롯하여 의식 훈련·도인(導引) 등을 3주간 정도 가르치고 있었는데 음식업을 하는 사람들은 정력이 남아 돌아가고 있었는지 이 정도로서는 운동을 했다고 하는 기분이 나지 않는다고 했다. 너무 그런 말을 하기 때문에 이 동공(動功)과 나중에 설명하게 되는 기합(気合)의 훈련을 시작했다. 이 두 가지를 한 시간 반 정도 가볍게 훈련시켰는데 끝나자 누구나 다리에 힘이 없어지고 쉰 목소리를 내고 있었다.

이튿날 그들과 만나자 모두 허리에 손을 대고 상체를 굽히고 걷고 있었다. '어떻게 되었는가' 하고 물어보니 '허리가 아프다, 허벅다리가 아프다' 하고 신음 소리를 내고 있었다.

이것은 그들의 운동 부족에서 온 결과이기도 하지만 동공(動功)을 너무 빠르게 진행시켰기 때문에 '기'가 상했다고 보아도 된다. 실은 그들의 기를 꺾을 생각으로 그렇게 했던 것인데 보통 사람은 이렇게 해서는 안된다.

어디까지나 태극권처럼 서서히 진행해 나가기를 바란다. 그래도 절대로 편한 체조가 아니라는 것을 알게 된다. 그러는 동안에 했다는 느낌을 매회마다 실감하게 된다.

본래, 동작 하나 하나에 호흡법이 따르게 되는데 너무 상세한 데까지 파고 들어가면 독습에 무리가 되기 때문에 여기서는 대강 설명하기로 한다. 대강이라고 해도 적당히 근거없이 설명한다는 것은 아니다. 최저한 동공을 하는 데는 이것을 지키면 틀림 없다고 하는 포인트를 말하고 있다.

사방 석 자 넓이에서 할 수 있는 동공(動功) *173*

알고보면 아무 것도 아닌 것처럼 생각될른지 모르지만 사실은 더욱 더 귀찮은 것이라는 것을 머리에 기억하고 있기 바란다 (또 정공에 의한 호흡법에 대해서는 다음 장에서 설명한다).

● 동공(動功)을 할 때의 호흡의 포인트
 1. 손이나 발의 동작이 몸의 안쪽으로 향할 때는 숨을 들이마신다(코로 숨을 빨아 당기는 것이 좋다).
 2. 손이나 발의 동작이 몸의 바깥쪽으로 향할 때는 천천히 숨을 내쉰다(입으로 내쉰다).
 3. 일정한 체형(体型)을 유지할 때는 호흡을 중단한다. (체형을 길게 유지할 때는 그대로 코로 조용히 호흡한다.)
 4. 짧은 동작이 계속될 때는 동작에 맞추어 숨을 내고 빨아들인다.
 5. 회전이나 몸을 트는 동작이 따를 때는 천천히 숨을 내쉬면서 동작을 계속한다.

 이상의 요점을 지키면서 하나 하나 천천히 동작을 착실하게 할 것. 정력이 남아 도는 사람, 몸에 열기가 있는 사람은 약간 빨리, 몸이 허약한 사람, 혈관에 이상이 있는 사람은 더욱 천천히 해 나간다.

● 마보(馬步)

174 제5장 / 선인의 몸을 만드는 음식과 체조

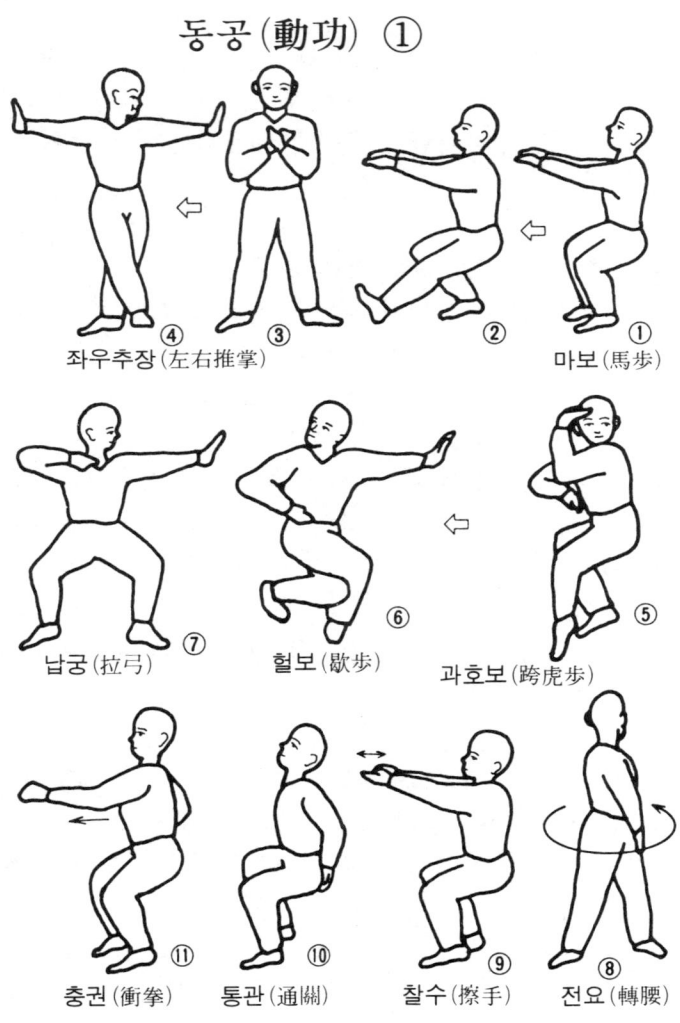

동공(動功) ①

척추를 똑바로 펴고 허리를 쑥 내린다. 말을 타고 있는 모습과 흡사하여 이런 이름을 붙이게 된 것같다. 태극권 등에서는 이 형이 기본으로 되어 있다. 눈은 정면을 향하고 두 손은 손등을 위로하고 똑바로 내민다.

초보자에게 이 자세를 취하게 하면 거의 엉덩이를 내민 모양이 되거나 상체가 앞으로 굽어져서 이 동작을 취하는 의미가 없어진다.

커다란 거울 앞에서 거울을 보면서 상반신이 똑바로 되어 있는가를 확인해 보는 것이 좋다. 또 상반신은 똑바로 되어 있으나 허리가 충분히 내려가 있지 않은 사람도 있다. 처음에는 그렇다해도 차츰 내려가도록 노력해 주기 바란다.

이 동작은 모든 체중이 무릎 밑으로 걸리기 때문에 다리가 약한 사람은 모두 중심을 높이고 다리의 부담을 가볍게 하려고 한다. 그러나 언제까지나 그래서는 운동 효과가 나타나지 않는다. 이 마보(馬步)야 말로 동공(動功)의 기본형이기 때문에 정확하게 마스터하지 않으면 안된다 (그림 ①).

다음은 한쪽 다리만 마보의 자세 그대로 두고 다른 한쪽 다리를 앞으로 내밀고 발 끝을 세우고 발꿈치만 가볍게 땅에 대는 것처럼 한다. 계속해서 다리만 바꾸어 같은 자세를 취한다. 이것도 잘 연습하여 발꿈치를 완전히 땅에 대지 않고 2～3센티 높이에 떠있도록 하는 것이 좋다.

그렇게 하게 되면 한쪽 다리에만 모든 체중을 받치게 되어 더욱 더 다리는 단련이 되고 거기다 평형감각을 가지게 된다(그림 ②).
 이 체조를 하고 있으면 무릎, 다리, 허리 등의 통증이 없어지고 또 하반신이 단련되어 설사·변비 정력부족에 효과가 있다.
 다리는 인간의 생명력과 관계가 있어, 약해지면 우선 병에 걸리기 쉽다. 그것을 방지하는데 이 마보가 가장 적합하다.
 도인체조를 이 마보에서 하면 훌륭한 효과를 보게 된다.

● 좌우추장(左右推掌)
 똑바로 서서 양 발을 어깨 넓이로 벌리고 가슴 앞에 손을 X형으로 하고 눈은 정면을 본다(그림 ③).
 두 손을 좌우로 크게 열고 손바닥을 밖으로 향하게 하고 손가락을 세운다. 얼굴은 오른 쪽으로 향하게 하고 세운 손가락 끝을 응시한다. 동시에 왼발을 오른발 앞에 이동시켜 교차시킨다(그림 ④).
 시작의 자세로 돌아가고 같은 동작을 역방향(逆方向)으로 되풀이 한다.
 이것은 어깨에서 목까지의 근육의 운동을 높이고 동시에 발의 기의 순환을 좋게 한다.

● 과호보(跨虎步)

마보(馬步)의 자세를 취하고 왼발을 발가락 끝으로 세운다. 왼손의 팔 앞부분을 수직으로 세워 손바닥을 얼굴로 향하게 한다. 손가락 끝을 약간 안쪽으로 구부린다. 오른손의 손등은 왼손의 팔꿈치로 가지고 가서 수평으로 한다. 중국 권법의 준비 자세의 하나이다(그림 ⑤).
　이것은 화타오금도(華陀五禽図)라고 하는 선도 체조에 있으며 그 체형에서 원공(猿功)이라 부르고 있다. 이것을 좌우로 계속한다.

● 헐보(歇步)
　마보(馬步)의 자세에서 오른쪽 다리를 펴고 대퇴부 밑을 왼쪽 다리의 위에 중복시킨다. 다음에 왼쪽 다리를 약간 뒤로 후퇴시켜서 발가락 끝으로 선다. 왼손을 내밀고 손가락을 세워 오른손은 주먹을 쥐고 허리로 가지고 간다. 얼굴은 오른쪽으로 향하게 한다(그림 ⑥).
　다음은 마보나 직립의 자세를 취하고 반대 방향에 같은 동작을 계속한다.
　이것은 앞의 과호보와 같은 효과가 있어, 관절통, 요통, 그리고 등의 통증을 제거시키는 데 효과가 있다.

● 납궁(拉弓)
　마보의 자세 그대로 화살을 당기는 요령으로 왼손을 마음껏 내민다. 오른손은 시위를 당기는 것처럼 하고 가슴을 마음껏 앞으로 제낀다. 얼굴은 왼쪽으로 돌리고 왼손을 본다(그림 ⑦).
 다음은 원자세로 돌아가고 반대 방향에 같은 동작을 취한다.
 이 동작을 하고 있으면 흉곽이 넓어질 뿐만 아니라 팔꿈치에서 턱의 근육까지에 있는 이상을 제거한다. 특히 목(木)·금(金) 계통에 이상이 있는 사람에게는 좋다.

● 전요(転腰)
 똑바로 서서 손의 힘을 완전히 빼고 뒤로 상반신을 튼다. 오른쪽으로 틀었을 때 눈은 뒷쪽으로 응시하는 듯이 하고 왼쪽으로 향했을 때는 오른쪽 뒤를 응시하는 듯이 한다(그림 ⑧).
 이 동작을 되풀이한다. 상반신은 언제나 똑바로 세우고 있어야 한다.
 이것은 항공(項功)의 2와 같으며 턱이 저릴 때, 등과 허리의 통증에 효력이 있다.

● 찰수(擦手)
 도인(導引)에서 설명한 찰수와 같은 것이다. 다만 도인의 경우는 앉아서 하거나 서서 하거나 아뭏든 하반신은 자유이지만 동공(動功)의 경우는 꼭 마보(馬歩)로 해야한다. 역시 손바닥을 36회 마찰한다(그림 ⑨).

여기서 주의해야 할 점은 다만 형식적으로 36회정도 하면 되는 것이 아니다. 꼭 손바닥이 뜨거워질 때까지 마찰을 계속해야 한다. 만약 36회 마찰해도 뜨거워지지 않으면 다시 36회를 반복할 것을 권장한다. 요는 손바닥에 '기'를 집중시키는 것이 목적인 것이다.

● 통관(通関)
 찰수로 뜨겁게 한 두 손바닥을 열고 우선 허리를 36회 마찰한다. 다음에 미저골(尾骶骨)에 대고 역시 36회 마찰한다(그림 ⑩).
 도인(導引) 때와 같이 신허(腎虚)·요통·설사·변비 등에 좋다. 특히 마보(馬步) 자세로 하기 때문에 효과는 대단하다. 또 통관(通関)을 잘하고 있으면 양기가 독맥(督脈)을 통과할 때 그다지 장해 없이 흐른다.

● 충권(衝拳)
 한마디로 권법이다. 두 손을 꽉 쥐어 약간 허리보다 높은 데 대고 그대로 오른손을 앞으로 내민다(그림 ⑪).
 그 다음은 왼손을 내밀면서 오른손을 제자리로 가지고 온다. 36회씩 한다. 발은 마보이며 상반신은 똑바로 세운 자세를 유지한다. 손과 함께 몸의 한 쪽이 틀어지지 않도록 주의해야 한다. 어깨와 손이 함께 춤을 추는 것처럼 하면 효과는 줄어든다.

180 제5장 / 선인의 몸을 만드는 음식과 체조

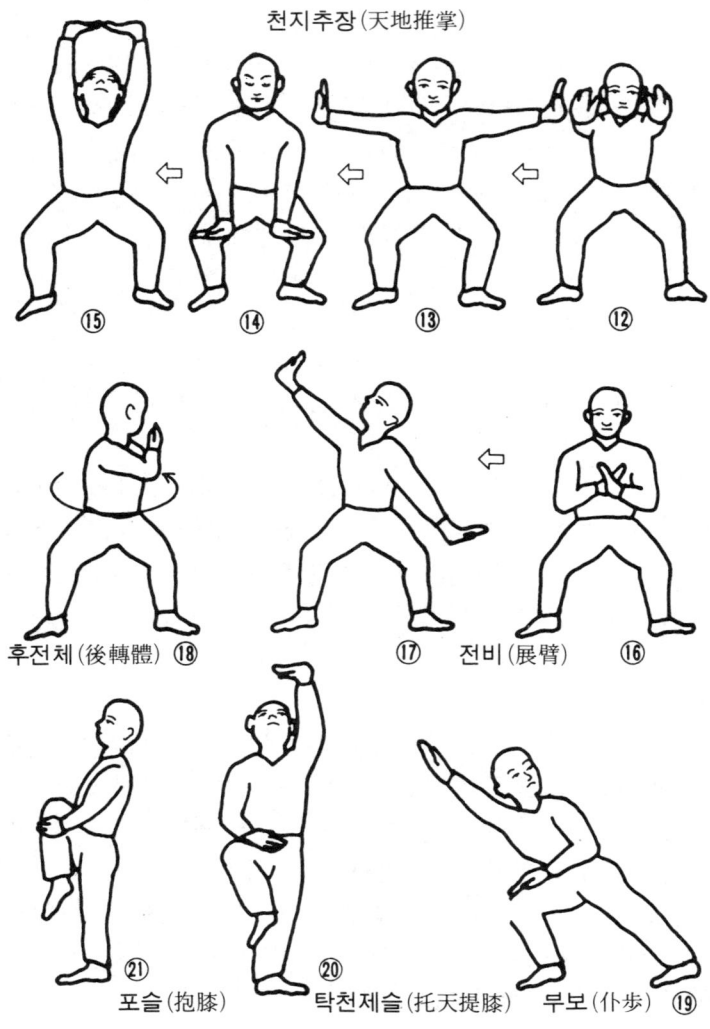

이 운동은 어깨, 손, 등을 비롯하여 상반신 전체의 '기'의 흐름을 원활하게 한다. 감기, 초조감, 어깨나 팔의 통증에 효과가 있다.

● 천지추장(天地推掌)
 마보(馬步)의 자세보다 훨씬 발을 넓게 벌린다.
 우선 두 손을 앞으로 내민다. 그 때 숨을 내쉬면서 손바닥으로 향해서 '기'가 흘러간다고 상상한다(그림 ⑫).
 다음은 두 손을 좌우로 향하게 하여 밀어 여는 것같은 기분으로 천천히 내민다. 역시 '기'가 손바닥으로 향하여 흐르고 있다고 상상한다(그림 ⑬).
 이번에는 손바닥으로 땅을 내리 미는 것같은 기분으로 밑으로 향하여 내민다. 눈은 밑을 응시하고 하복부에 힘을 준다(그림 ⑭).
 마지막으로 손을 위로 내민다. 마치 하늘을 밀어 올리는 기분으로 손을 내민다. 그리고서는 머리 위에서 손가락을 서로 끼우고 눈은 그것을 응시한다(그림 ⑮).
 동작을 시작하는 자세로 돌아와서 몇 번이나 이 네 가지의 운동을 되풀이 한다.
 이것은 '기'를 몸의 중심에서 사지(四肢)로 부드럽게 흐르게 하는 작용이 있다. 오래 계속하고 있으면 전신의 기가 정비되어 모든 내장(內臟)의 이상을 제거한다.

● 전비(展臂)

앞의 천지추장(天地推掌)의 계속이다. 발의 모양은 그대로 두고 우선 가슴 앞에서 손을 X형으로 한다(그림 ⑯).
다음에는 오른손을 위에, 왼손을 밑으로 보게 하여 마음껏 편다. 눈은 오른손 손가락 끝을 응시한다(그림 ⑰).
시작의 자세로 돌아가서 반대 방향으로 시작한다.
어깨·팔꿈치·가슴·손가락의 통증을 제거할 뿐만 아니라 다음의 후전체(后転体)처럼 간장의 열을 제거하는 효력이 있다.

● 후전체(后転体)

천지추장의 발모양으로 하고 양손은 상대의 공격에 대하는 듯한 준비를 한다. 그대로 전요(転腰)처럼 뒷쪽으로 향하여 상반신을 돌린다.
눈은 전요 때와 같이 오른쪽 뒷쪽으로 틀었을 때 왼쪽 뒤를 보는 듯이 한다(그림 ⑱).
이것을 좌우로 되풀이한다. 전요와 흡사한 효과가 있으나 더욱 강력한 움직임을 간과 위에 준다.

● 부보(仆歩)

태극권에서는 고탐마(高探馬)라고 한다. 적의 공격을 피하는 묘기다. 천지추장의 발 그대로 왼발을 펴고 오른발을 중심으로 하여 몸을 기울인다. 오른손은 손바닥을 위를 향하게 하여 내밀고 왼손은 상대의 공격에 대하는 것처럼 준비 자세를 취한다(그림 ⑲).
 무릎, 아킬레스건, 팔꿈치 등의 부분을 강화한다.

● **탁천제슬(托天提膝)**
 부동자세로 서서 오른쪽 다리를 높이 올린다. 오른 손은 가볍게 손목 부분을 그 올린 오른쪽 다리 위에 얹는다. 왼손은 내밀고 손바닥을 위로 향하게 한다. 눈은 내민 왼손 끝을 응시한다(그림 ⑳).
 다음은 왼쪽 다리를 올리고 같은 자세를 취한다. 이 동작을 수회 되풀이 한다. 이 운동은 특히 위가 약한 사람이나 소화불량에 효과가 있다고 전해지고 있다.

● **포슬(抱膝)**
 부동자세로 서서 한쪽 다리를 올리고 두 손으로 무릎을 끌어 안는다 (그림 ㉑).
 대퇴부가 가슴에 밀착하는 것이 최고이며 꼭 척추는 그대로 바로 세우고 있어야 한다. 상체가 앞으로 기울어지거나 하면 이 운동의 효과는 없다. 이 운동을 좌우로 되풀이 한다.
 팔과 대퇴부의 통증을 없앨 뿐만 아니라 굴신불능(屈伸不能) 등의 장해를 제거한다. 고혈압의 사람은 이것을 하면 뇌일혈의 예방이 된다.

184 제 5 장 / 선인의 몸을 만드는 음식과 체조

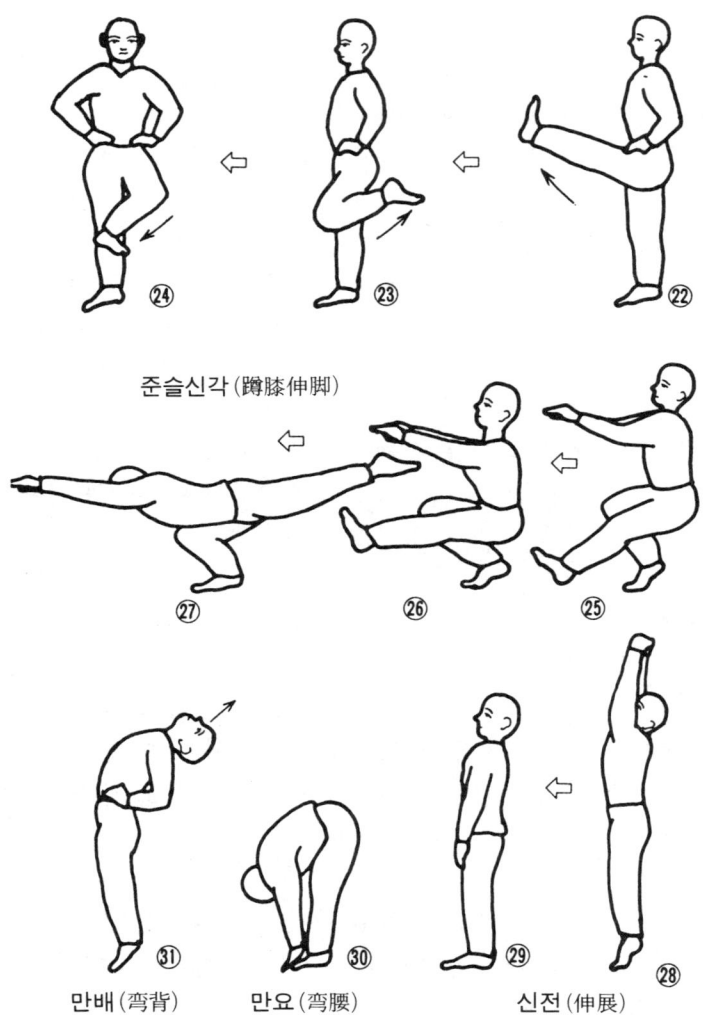

준슬신각(蹲膝伸脚)

만배(彎背)   만요(彎腰)   신전(伸展)

● 천건(踢腱)

 부동자세로 서서 두 손을 허리에 얹는다. 우선 한쪽 발을 앞으로 차올린다(그림 ㉒).

 이것도 척추를 똑바로 세우고 허리가 흔들리지 않도록 한다. 다음은 뒤로 차올린다(그림 ㉓).

 이 때 허리가 요동하지 않도록 주의한다. 양쪽 모두 좌우의 다리를 교대로 되풀이 한다.

 다음은 안쪽으로 향해서 찬다(그림 ㉔).

 이것도 좌우의 다리를 바꾸어 교대로 되풀이 한다.

 천건(踐腱)을 하면 당연한 일이지만 발에 '기'가 집중된다. 하반신이 차고 다리의 여러 곳의 통증을 막고, 불면증, 노이로제 등에 효과가 있다.

● 준슬신각(蹲膝伸脚)

 여기서부터 약간 동작이 어려워져 간다. 이것을 하려면 충분히 다리와 허리가 단련되어 있지 않으면 불가능하다. 자신이 없는 사람은 다시 마보(馬步)로 돌아가서 더 연습해 주기를 바란다.

 우선 마보(馬步)의 자세에서 왼쪽 다리를 앞으로 내밀고 발꿈치를 땅에 닿도록 하고 발끝을 세운다(그림 ㉕).

 다음은 발꿈치를 땅에서 떼고 오른쪽 다리를 차츰 낮게 해간다. 마지막에는 오른쪽 다리의 대퇴부가 종아리에 붙을 때까지 한다. 그리고 그대로 천천히 오른쪽 다리를 마보의 자세로 돌아가게 한다. 다리를 바꾸어 같은 운동을 계속한다.

다음은 같은 마보의 자세에서 (그림 ㉖) 왼쪽 다리를 뒤로 펴면서 상반신을 앞으로 눕힌다. 편 손·등·다리의 세 개가 평행(平行)이 되도록 하고 그 자세 그대로 왼쪽 다리를 낮추어 가며 앞의 동작처럼 대퇴부의 밑 부분과 종아리에 붙도록 한다(그림 ㉗).

붙으면 천천히 왼쪽 다리를 원 위치에까지 올린다. 이것도 좌·우 되풀이 한다.

이것은 대단한 운동이며 다리를 강하게 할 뿐만 아니라 평형 감각을 키워간다. 완전히 할 수 있게 되면 전신의 '기'를 조화시킬 수가 있다.

● 신전(伸展)

부동자세로 서고 두 손의 손가락을 서로 끼게 하여 그대로 손바닥을 위를 보게 하여 위로 내민다. 발 끝으로 서도록 한다. 눈은 손가락을 응시한다(그림 ㉘).

원 자세로 돌아갈 때 손의 힘을 완전히 빼면서 내린다. 그리고 손바닥은 대퇴부를 가지고 간다(그림 ㉙).

몇 번씩 되풀이 한다.

● 만요(彎腰)

부동자세를 취한다. 다음은 상반신을 앞으로 굽히고 손

끝을 발가락에 닿도록 한다(그림 ㉚).
 이것이 숙달되면 손바닥이 땅에 닿도록 한다. 그렇게 되면 효과가 증진한다. 12회를 되풀이 한다.

● 만배(彎背)
 부동자세를 취한다. 두 손을 허리에 두고 발 끝으로 선다. 그리고 상반신을 뒤로 제낀다(그림 ㉛).
 그러나 허리는 똑바로 세우고 있지 않으면 효과는 없다. 눈은 뒤의 벽을 보는 듯이 한다. 30초~1분간 이 자세를 유지한다.
 신전·만요·만배는 모두 관계가 있다. 허리와 등의 이상을 제거하고 내장의 움직임을 증진시키고 신허(腎虛)·유정(遺精) 등을 고친다. 또 고혈압, 현기증, 노이로제에도 효과가 있다.

● 배공(背功)
 받침대같은 것, 또는 낮은 의자(팔 길이와 같은 정도의 높이가 좋다)를 준비한다.
 우선 두 발을 받침대에 얹고 두 손으로 몸을 받친다(그림 ㉜).
 이 때 척추, 허리, 다리가 일직선이 되어야 한다. 이 자세를 30초~1분 동안 유지한다.
 다음은 두 발을 받침대에 얹은 채로 몸을 옆으로 돌린

188 제 5 장 / 선인의 몸을 만드는 음식과 체조

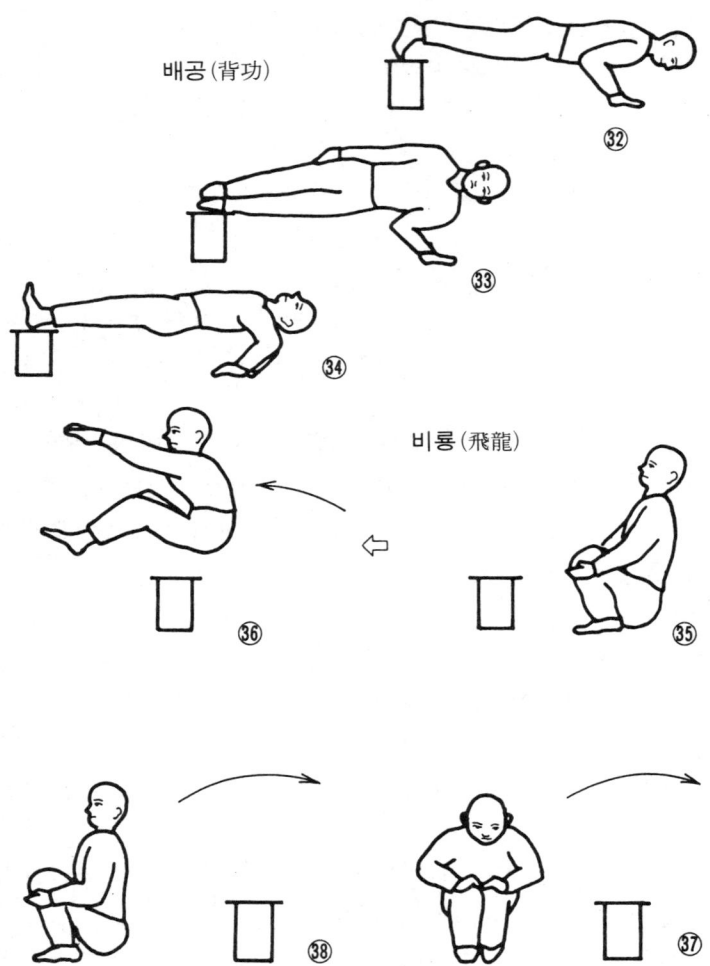

사방 석 자 넓이에서 할 수 있는 동공(動功) **189**

다. 한 손은 다리에 얹고 한 손만으로 몸을 받친다 (그림 ㉝).
 이 자세를 취할 때 엉덩이가 나오거나 몸이 앞으로 굽혀지기 쉬운데 여기에 주의할 것. 그렇게 되면 아무리 해도 효과가 없다. 몸이 일직선이 되도록 연습해야 한다. 30초～1분동안 같은 자세를 유지한다.
 세 번째로 다리에 있던 손을 뒤로 돌리고 지면에 내린다. 배를 위로 등을 밑으로 보게하여 첫 번째와 반대의 자세를 취한다(그림 ㉞).
 역시 엉덩이가 밑으로 내려가기 쉽다. 약간 배를 내미는 것처럼 한다. 배공 중에서는 제일 쉬운 자세다. 이것도 30초～1분동안 유지한다.
 마지막으로 두 번째에 몸을 받친 손과는 반대의 손으로 옆으로 보는 자세를 취한다(그림 ㉝).
 이것도 30초～1분간 유지한다.

 이것으로서 배공(背功)은 끝난다. 몸이 1회전한 셈이다. 이 배공을 할 때의 주의는 자세를 바꿀 때, 그때마다 발을 받침대에서 내리지 않는 일이다. 몸을 직선으로하여 그대로 방향을 변화시켜간다.
 척추의 이상을 교정하고 거기를 통하고 있는 독맥(督脈)이나 평행하는 방광경(膀胱経)의 혈(穴)의 움직임을 정상화 시킨다. 백병 예방의 운동이다.

● 비룡(飛竜)

 이것은 응용(応用)이며 일부러 연습할 것까지는 없다. 지금까지 설명한 동작의 각 기법(各技法)을 마스터하면 자연히 이 비룡도 할 수 있게 된다.

 무리를 해서 소음만 나게 한다면 아무것도 되지 않는다. 이 운동의 목적은 몸이 가볍게 뜨는 듯이 올라가서 소리없이 내리는 데 있다. 그래서 몸이 부드러워지고 평형감각이 붙을 때까지 하지 않는 것이 낫다. 동공(動功)의 졸업테스트라고 생각하면 된다.

 우선 높이 70센티~1미터 정도의 받침대, 또는 의자를 준비한다. 다음, 땅위에 앉아 무릎을 세우고 두 손으로 안는다(엉덩이는 약간 올라가도 좋다)(그림 ㉟).

 그 자세 그대로 가볍게 뛰어올라 받침대를 뛰어 넘는다 (그림 ㊱).

 처음과 같은 자세로 착륙한다. 어디까지나 힘을 뺄 것.

 두 번째로 받침대 옆에 같은 자세로 앉는다(그림 ㊲).

 그 자세 그대로 옆으로 보고 받침대를 뛰어 넘는다. 좌우로 반복한다.

 마지막에는 약간 어렵다. 받침대를 뒤에 놓고 앉는다(그림 ㊳).

 그 자세로 뒤를 향해서 받침대를 뛰어 넘는다.

 처음에는 야외에서 하는 것이 좋다. 숙달되면 넓이 반평 정도의 곳에서 의자를 놓고 이 운동을 한다. 좁은 데에서 하게 되면 그 운동의 효과가 더 있다.
　다시 의자의 높이를 높이고 70센티~1미터 50센티 정도 뛰어 넘을 수 있게 되면 담을 뛰어 넘을 수 있게 된다. 여기까지 오게 되면 선술사(仙術使)라고 해도 된다.
　이 운동은 원래 권법의 기법이며 일반 선도에는 관계가 없으나 동공(動功)의 응용으로서 해 보는 것도 좋다.

　이상 도인·동공의 두 종류의 선도 체조를 해설했다. 이 두 종류, 모두 중국의 팔단금(八段錦)에서 나온 것이다. 그러나 다시 연구된 것으로서 그 효과는 뛰어나다.　다시 강조해 두고 싶은 것은 무리하지 않도록 천천히 진행시키기를 바란다. 지단법(地丹法)과 함께 이것을　해나가는것 만으로도 정력이 증진되고 병도 물리칠 수가 있다.
　그러나 선도는 육체 단련만이 목적이 아니므로　여기서 만족하지 않고 더 높은 단계로 곧 전진해 주기 바란다.
　다음 장(章) 부터는 드디어 선도의 중핵(中核)이　되는 천단법(天丹法)에 들어간다.

제6장

선인이 되기 위한 기초
천단법(天丹法)

호흡 이론(呼吸理論) • *194*
호흡으로 병을 고치는 법 • *198*
선도의 첫걸음 – 소주천(小周天) • *207*
만병치료의 약 – 소약(小藥) • *231*

호흡 이론(呼吸理論)

드디어 선도의 중심이 되는 천단법(天丹法)이다. 지단법(地丹法)과 선도 체조로 모은 정(精)에서 적극적으로 양기를 흡수해 간다. 만일 이것으로 부족한 사람은 인단법(人丹法=房中術)을 사용하여 이성(異性)으로부터 양기를 할애받아야 하지만 거기에 대해서는 '방중술로부터 직접 채기법(直接採気法)으로'의 장(章)에서 설명하기로 한다.

지단법 가운데 오행(五行)에 의한 식이요법이 있었던 것처럼 호흡법에도 오행에 의한 각병법(却病法)이 있다.

그다지 건강하지 못한 사람은 식이(食餌)와 선도 체조를 병행하여 이 호흡 요법을 수행(修行)할 것을 권장한다.

건강한 사람이나 정력이 충분한 사람도 한 번 호흡 이론에 의해 호흡 그 자체 효과를 알고 난 후에 천단법(天丹法)의 중핵(中核)이 되는 조식(調息)・무식(武息)에 들어가 주기 바란다. 호흡 이론을 알고 있으면 언제나 무의식 중에 하고 있는 호흡에도 이렇게 깊은 효용이 있다는 것을 알게 된다.

그런데 선도의 호흡법(気功)에도 중국 의학의 우수한 이론이 도입되어 있다.

한방이나 침구와는 달리 단순히 사용되는 재료가 호흡이 라는 점이다. 역으로 말하면 가장 경제적인 치료법이라고 할 수 있다. 경제적이라 해서 속까지 싸구려라고 하는 것 은 아니다. 사용하는 재료비가 돈이 들지 않는다는 것뿐 이다.

이 천단법을 응용한 의학은 선도 특유의 의학이라고 해 도 된다. 의학이라는 말을 사용할 때 한방 의학·침구 의 학에 대한 양생의학(養生医学)이라고 한다.

이 호흡에 있어서 중국의 상해 제1의학원 생리교연조 기공연구소조(그룹)라고 하는 길다란 이름을 가진 연구 기 관이 호흡에 대해서 많은 실험을 한 결과, 흡기(吸気)와 호기(呼気)의 사이에 다음과 같이 다른 결과가 있는 것을 알게 되었다.

우선 호기(呼気)에는 심장 활동의 감소, 혈압의 강하, 위장 유동의 강도, 분필 작용의 증가, 방광 운동의 활발화 등의 작용을 볼 수가 있다. 이것은 부교감신경(副交感神 経)이 자극되기 때문에 일어나는 것이다.

반대로 흡기(吸気)에는 혈압의 상승이나 소화 운동, 방 광 운동의 억제 등의 작용이 있다. 이것은 교감(交感) 신 경을 자극하기 때문에 일어난다.

이것을 보면 흡기(吸気)에는 기혈(気血)을 진작시키고 정력을 강하게 하는 힘이 있다는 것을 알 수 있다. 원기가 없다거나 체력이 없다고 하는 허증(虚証)의 증상에 효과가 있다. 당연히 보법(補法)으로서 사용된다.

호기(呼気)에는 내장의 긴장 상태의 해제, 탁기(濁気)의 제거 등을 하는 작용이 있다.

이것은 사기(邪気)가 넘친다, 체력이 과다하다, 초조감이 있다는 등의 실증(実証)을 제거하는 데 좋다. 사법(瀉法)에 사용되고 있다.

흡기·호기 이외에 호흡을 정지시키는 정기(停気) 라고 하는 것이 있다. 이것은 흡기의 움직임을 고조시킨다. 다시 말하면 보법(補法)을 더욱 강력하게 하는 일이 된다.

다음은 호흡의 장단(長短)인데 짧은 호흡에는 흥분 작용이 있다. 이것은 교감신경(交感神経)에 자극을 주기 때문이라고 한다. 실증(実証)보다 열한(熱寒) 쪽에 효과가 있고 한기 또는 냉기 등의 한증(寒証)에 좋다.

긴 호흡에는 진정 작용이 있다. 이것은 부교감신경(副交感神経)에 작용하는 모양이다. 초조감 등, 열증(熱証)에 대해서 효과가 있다.

'초조'가 열증과 실증의 양쪽에 나왔는데 초조 즉, 번민은 어느 쪽이냐 하면 열증에 관계가 있다. 실증으로서 초조감이 있는 것은 정확하게 말해서 열실증(熱実証)이다. 한실증(寒実証)의 경우 우선 초조감은 없다.

이 밖에 호흡력(呼吸力)에 따라서도 작용이 달라진다. 상반신에 힘을 넣으면 흥분 작용이 있고 전신의 힘을 빼면 진정 작용이 있다. 하반신의 경우 힘이 들어가 있어도 의식으로 분리할 수 있어 그다지 문제가 되지 않는다. 이 호흡시의 힘을 주는 방법은 호흡 그 자체의 문제로부터 약간 떨어져 나가기 때문에 앞의 두 가지에 비하면 약간 중요도(重要度)가 떨어진다.

이상의 세 가지는 호흡법을 수행하는 경우 중요하기 때문에 정리해 보아야 한다.

1. 호흡 그 자체의 작용
흡기(吸気)는 보법(補法)→기혈(気血)을 진작하고 정력을 증진시킨다. ……허증용(虛証用)

호기(呼気)에는 사법(瀉法)→내장의 긴장을 해소, 탁기(濁気)를 제거한다. ……실증용(実証用)

2. 호흡의 장단(**長短**)
짧은 호흡→흥분 작용·교감신경에 작용, 멍해질 때 좋다. ……한증용(寒証用)

긴 호흡→진정 작용·부교감신경에 작용, 초조할 때 좋다. ……열증용(熱証用)

3. 호흡시 힘을 넣는 방법
상반신에 힘을 넣는다. →흥분 작용

전신의 힘을 **뺀**다. →진정 작용

하반신에 힘이 들어가 있어도 의식으로 분리할 수 있다.

제 6장 / 선인이 되기 위한 기초 천단법(天丹法)

호흡으로 병을 고치는 법

 선도에서는 옛부터 천단법에 의한 치료법이 전래되어 있어 오행 이론에 의해 체계가 세워져 있다.
 그 운영에 있어서는 침구의 치료법과도 일맥 상통하는 데가 있어 병을 치료할 뿐만 아니라 오행의 각 장부(各臟腑)의 작용을 정리하는 건강법으로 널리 보급되어 있다.
 여기서는 처음에 전통적인 오행 이론을 사용한 두 가지의 각병법(却病法)·육기법(六気法)과 분경정수법(分経定数法)을 채택하고 그 다음에 오행 이론과는 관계가 없는 호흡 건강법을 소개한다.
 일단 전래되어 온 그대로 설명하겠으나 중요한 것은 호흡 이론에서 설명한 보사(補瀉)와 장단(長短)이다. 절대로 오행별의 설명에만 그 힘이 있는 것은 아니다. 여기를 혼돈하지 않도록 해주기 바란다.
 호기·흡기를 불문하고 꼭 그 내장이나 병이 있는 장소에 의식을 주어 '기'의 작용을 수반할 것. 그렇게 하지 않으면 다만 금붕어처럼 입만 뻐끔뻐끔 움직이고 있는 것과 같은 것이 된다. 일본인은 선도체조의 장(章)에서 설명한 것처럼 극히 권위에 약하고, 고전(古典)에 쓰여져 있든가 이름 있는 사람이 하고 있는 일이라면 비판하지 않고 그대로 믿어버린다.
　그러나 실제에 있어서 고서(古書)에 쓰여져 있는 것은 표면상의 것 뿐이며 중요한 점은 구전(口伝)으로만 전해져 왔다. 그 구전도 현대 과학에서 본다면 그다지 신비의 베일에 덮여 있는 것도 아니다. 어느 의미에서는 당연한 합리적인 포인트라고 해도 좋다.
　그러나 과학이 아직도 발달하지 않았던 시대의 사람들에 있어서는 이 합리성이 신비롭게 보였던 것이다.
　그런데 실제적인 호흡 각병법(却病法)에 들어가기 전에 다시 한 번 오행(臓象)이론을 생각해 보자.
● 목(木) ― 간 · 쓸개 (신경 · 분비 작용)
● 화(火) ― 심 · 소장 (순환 · 조혈(造血) 작용)
● 토(土) ― 비(脾) · 위 (소화 · 흡수 작용)
● 금(金) ― 폐 · 대장 (호흡 · 배설 작용)
● 수(水) ― 신 · 방광 (생식 · 비뇨 작용)
● 실증(実証) ― 원기 과잉, 언어에 힘이 있다. 변비, 초조→사법(瀉法)을 사용한다.
● 허증(虛証) ― 원기부족, 눈에 빛이 없다. 설사를 하기 쉽다. 머리와 몸이 무겁다. →보법(補法)을 사용한다.

　1. 육기법(六気法)
　수 · 화 · 토 · 금 · 수에 속하는 고유의 소리를 발생함으로써 그 오행의 장부(臟腑)에 머물고 있는 사기(邪気)를 토해 내고 정기(正気)를 받아들인다.

오행 밖에 없는데 왜 육기법(六気法)이냐 하면 이 다섯개 외에도 상화(相火)인 삼초(三焦)의 기(気)가 들어가 있기 때문이다.

우선 육기법의 보사(補瀉)를 설명하고 다음에 각 오행의 음성과 자세를 설명해 나간다.

● 사법(瀉法)

꼭 먼저 토하고 후에 빨아들인다. 혀끝은 잇몸에 붙이고 하복부를 오무려 축소시키면서 오행의 음성을 소리없이 내면서 천천히 토한다. 완전히 토하면 코로 숨을 빨아들인다.

이 경우에 오행의 음성을 소리로서 내어서는 안된다. 어디까지나 무성으로 낸다. 6회 반복한다.

● 보법(補法)

우선 코로부터 천천히 빨아들인다. 이때 혀를 입천정에 붙이고 이는 서로 물게 하고 하복부를 크게 팽창시켜 간다.

토할 때 오행의 입모양으로 소리없이 숨을 낸다. 호기는 흡기의 1/3 정도의 길이로 한다. 9회 반복한다.

〈오행의 음성과 자세〉

허(噓=木) —눈을 뜨고 입을 동그랗게 열고 힘을 빼낸 그대로 「호—」하고 토한다. 이 때 꼭 어깨를 내릴 것.
　간·담의 병에 좋다. 봄에 하면 좋다. 전승(伝承)에서는 눈병일 때 이것을 하면 좋다고 하고 있다.

가(可=火) —양손 손가락을 서로 끼고 손바닥을 하늘을 보게하여 등을 펴고 「아—」하고 토한다. 하품을 할 때의 입 모양으로 한다.
　심장병에 좋다. 여름의 더울 때 하면 좋다. 전승에는 입이 마르고 있을 때 하면 좋다고 되어 있다.

호(呼=土) —개가 먼 데를 보고 짖을 때처럼 입을 열고 「하—」하고 토한다.
　위장병에 좋다. 삼복의 습기가 높은 계절에 하면 좋다. 전승에서는 배가 부를 때 하면 좋다고 되어 있다.

신(呻=金) —이것은 빨아들일 때는 두 손을 천천히 올린다. 토할 때는 반대로 두 손을 천천히 내리고 가볍게 이를 맞대어 「씨—」하고 숨을 내쉰다.
　폐병에 좋다. 가을에 하면 좋다. 전승에서는 한열(寒熱)이 조화되지 않거나 창개(瘡疥)가 생길 때 하면 좋다고 되어 있다.

취(吹=水)—토할 때 양 무릎을 안는다. 입을 오므리고 강하게「쓰—」또는「쑤—」하고 토한다. 빨아들일 때는 토할 때의 자세에서 점점 상체를 일으킨다.
　신장병에 좋다. 겨울의 추운 날에 하면 효과가 있다. 전승에서는 허리가 차고 양기가 쇠약할 때 하면 좋다고 되어 있다.

　희(嘻=三焦)—위를 보고 눕는다. 그리고 웃는 것같은 입 모양을 하고「씨—」하고 토한다. 열병이나 번조(煩燥) 등의 열증(熱証)에 좋다. 전승에서는 삼장(三臟)이 화하지 않을 때 좋다고 되어 있다.

　육기법(六気法)을 할 때 다음의 도인(導引)을 보조로서 하면 좋다.
　목(木)—경항(頸項),
　화(火)—옆구리,
　토(土)—척추,
　금(金)—견배(肩背),
　수(水)—허리와 대퇴부
　이러한 부분을 주무르고 마찰하여 사기(邪気)를 내고 정기를 집중시키도록 한다.

2. 분경정수법(分経定数法)

분(分)은 호기・흡기를 분리한 데서 나온 의미이며, 경(経)은 경락을 말한다. 수(数)는 단전(丹田=배꼽에서 두 치 밑을 말한다) 호흡을 할 때의 경락의 고유의 수(数)를 의미하여 보(補)와 사(瀉)에 따라서 다르다. 그 수는 다음의 노래 가사에 나타나 있다.

  天一生水・地六成之(腎経・膀胱経)
  地二生火・天七成之(心経・小腸経)
  天三生木・地八成之(肝経・胆経)
  地四生金・天九成之(肺経・大腸経)
  天五生土・地十成之(脾経・胃経)

이 노래는 침구의학서 보사(補瀉)를 실시할 때 이용되고 있다.

실증・열증은 사법(瀉法)을 이용하기 때문에 성(成)의 수(数)를 사용하고, 허증・한증은 보법(補法)을 이용하고 있기 때문에 생(生)의 수를 사용하고 있다. 이것 역시 말 뿐이며 숨을 끊고 이 수에 해당되는 분만 내고 넣을 것이 아니라, 꼭 의식을 단전(丹田)과 호흡에 집중할 것을 잊어서는 안된다.

하나의 예를 들어본다. 수병(水病)인 신장병인 경우
 ㉮ 유정(遺精), 허리가 차고, 다뇨(多尿) 등의 경우
이것은 허증이기 때문에 보법(補法)을 이용한다. 보법은 생(生)의 수를 사용하므로 수의 생수(生数)를 보면 일

(一)로 되어 있다. 호흡은 보법이므로 흡기(吸気)에 의식을 주도록 한다.
　구체적으로 말하면 1회 의식적으로 빨아들이고 그대로 나누지 말고 토한다. 이것을 6회 되풀이한다.
　㈏ 급성·만성 신염·방광염의 경우
　이것은 실증(실제는 열증)이므로 사법(瀉法)을 이용한다. 사법은 성수(成数)이기 때문에 6회로 나누어 호기에 의식을 주고 토한다. 말하자면 보통으로 빨아들이고 6회로 나누어 토하는 것이다.
　이 밖에 심장병이라면 허증의 경우 두 번으로 나누어 빨아들이고 의식없이 토한다. 실증의 경우 나누지 않고 빨아들이고 의식을 주고 7회로 나누어 토한다.
　이 분경정수법을 건강법으로서 이용할 경우에는 다음 순서대로 한다.
　금생수·수생목·목생화·화생토·토생금.
　이것은 기가 경락을 흐르는 순서이다. 생수(生数)를 이용하고 있으므로 허증으로 기울어져 있기 때문에 실증의 사람은 성수(成数)를 이용하는 것이 좋다.
　다음에 호흡 이론을 응용한 호흡법을 몇 가지 증상별로 소개하고자 한다. 오행 이론은 이용하고 있지 않다.

3. 응용호흡 건신법(健身法)
　㈎ 조기(調気)→피로(노동), 피로(정신적인 피로), 초조

감, 더울 때, 잠이 오지 않을 때……열허증용

어깨의 힘을 빼고 의자 또는 쇼파에 앉아 편한 자세로 의식없이 빨아들이고 토할 때는 하복부를 축소시키면서 조용히 토한다. 의식은 어깨에 저린 것을 토해내는 기분으로 한다(흡 하나에 호 6의 길이).

㉯ 보기(補気)→병이나 쇠약으로 인하여 몸이 찬 사람……한증용

토할 때는 무의식. 빨아들일 때는 코로부터 천천히 숨을 넣어 간다. 완전히 빨아들이면 하복부를 팽창시켜 잠시 호흡을 중단한다.

의식은 가볍게 단전(丹田＝배꼽 밑 두치)에 줄 것(흡 6, 정 6, 호 1의 비율).

㉰ 촉기(促気)→수면 부족으로 멍해질 때, 체력은 있으나 열이 있을 때……열실증용

짧게 자주 마음껏 코로부터 강하게 토한다. 흡기(吸気)는 무의식(흡 1, 호 9 의 길이로 한다.)

㉱ 환기(歓気)→기운이 빠졌을 때나 슬플 때

짧게 하복부를 움직이면서 웃는 것처럼 '핫 핫 핫 하ㅡ'하고 입에서 숨을 토한다. 마치 배를 안고 웃고 있을 때와 같은 요령이다 (흡 1. 호 6의 길이로 한다).

이것으로서 '호흡에 의한 치료법'을 마치겠다. 그러나 어디까지나 다음에 말하는 조식(調息)·무식(武息)·문식

(文息)의 보조 밖에 되지 않는다. 무리가 되지 않으면 환자도 직접, 조식·무식·문식에 들어가도록 권장한다. 그리고 이 '호흡에 의한 치료법'을 보조로 하여 해나간다면 효과는 커진다.

선도(仙道)의 첫걸음
소주천(小周天)

 지단법(食餌)이나 도인·동공 등의 선도 체조 등이 선도(仙道)가 아니라고는 할 수가 없으나 어디까지나 보조적인 수행에 불과하다. 진정한 선도 수행이라고 할 수 있는 것은 천단법(호흡법)이기 때문이다.
 몇 번 강조한 바 있지만 이 소주천(小周天)은 천단법에 의해 양기를 독맥(督脈)·임맥(任脈)에 통하게 하여 몸을 순환시키는 선도 특유의 수행법이다.
 혹, 천단법을 하지 않아도 소주천(小周天)을 할 수 있는 사람도 있으나 그것은 예외 중의 예외이다. 이것은 아직 기경팔맥(奇経八脈)이 완전히 막혀 있지 않기 때문이다.
 어떤 사람이라도 어머니의 태내에 있을 때는 기경팔맥이 전부 통하고 있어서 십이경(十二経)처럼 '기'(先天의 기)가 순환하고 있다. 그런데 태어난 후에는 후천(後天)의 기가 움직이게 되어 십이경(十二経)을 돌게 되어 기경팔맥은 그다지 사용되지 않게 되어 여기저기가 막히기 시작한다. 이렇게 되어 보통 사람은 제2차 성징기(性徴期)까지는 거의 여기에 '기'가 통하지 않게 된다.

그래서 선도를 시작하기에 제일 좋은 때는 금방 막혔을 때의 14·5세 경이다. 꽉 막혀 있지 않아서 곧 양기가 흐르게 된다. 무식(武息)을 사용하면 일단위(日単位)로 소주천(小周天)이 가능하다. 그 이하의 아이들은 아직도 양기가 정액으로 변하기에는 이르기 때문이며 구태여 소주천을 할 필요가 없다. 왜냐하면 선도는 회춘(回春)을 목적으로 하고 있기 때문이다.

그렇다면 아이들이 선도를 하면 곧 선인이 되는가 하면 그건 우선 무리이다. 아직도 신(神=意識)의 움직임이 완전히 발달되지 않아 의식으로 기를 콘트롤할 수 없다. 역시 선도는 다소나마 철학 정도 이해할 수 있는 나이가 되어 시작하는 것이 좋다.

그런데 지단법과 선도 체조에 의해 정력이 증가되어 가면 지금으로부터 설명하는 천단법에 들어가게 된다. 천단법은 체력적으로 무리만 없으면 하고 있는 동안에 병을 고치게 된다. 만일 무리라면 다시 한 번 '호흡으로 병을 고치는 법'으로 되돌아가서 시작하면 된다.

천단법에 들어가기 전에 앉는 방법이나 환경에 대하여 설명하기로 한다.

선도의 앉는 방법은 요가 등에 비하면 자유롭다고 할 수 있다. 여러가지 자세가 있으나 절대 이렇게 해야 한다는 자세는 없다. 좋은대로 앉으면 된다. 왜냐면 천단법, 그 자체로서 본다면 앉는 자세같은 것은 크게 중요하지 않기 때문이다.
 불교의 선좌(禪座)처럼 호흡법이 되어 있지 않은 수행법은 앉은 자세가 중요하며 만일 편하게 앉는다면 잠들고 말 것이다. 요가 역시 자세를 중요시 하고 있기 때문에 더욱 까다로운 자세를 취하려고 한다.
 그러한 점에서 선도는 쾌락주의의 수행법이다. 그래서 중요한 일 외에는 귀찮다. 여기서는 몇 가지 종류를 소개하지만 어느 것이라도 마음에 맞는 자세를 취하면 된다. 요는 자신에게 어느 것이 적합한가를 선택하는 일이다.

● 자연반슬(自然盤膝)
 호좌(胡座) 자세를 말한다. 동양인에게는 제일 안락한 자세이며 몇 시간이라도 앉아 있을 수 있다.

● 단반슬(単盤膝)
 호좌(胡座) 자세에서 한쪽 발을 다른 다리에 얹는다. 이 자세는 한쪽으로 기울어지기 쉬우니 조심할 것. 어디까지나 척추를 똑바로 세우고 있지 않으면 안된다. 안전을 위하여 방석을 깔고 앉아도 된다.

● 쌍반슬(双盤膝)
 호좌(胡座) 자세를 취하고 양쪽 발을 각각 다른쪽 다리 위로 올린다. 방석을 깔고 앉으면 제일 안정된 자세가 된

선도(仙道)의 첫걸음 – 소주천(小周天)

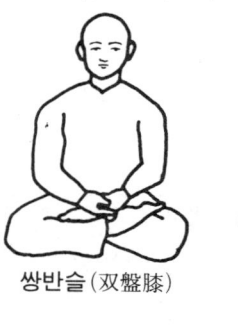
쌍반슬(双盤膝)

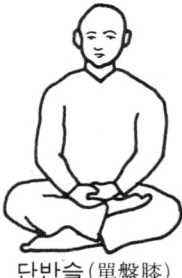
단반슬(單盤膝)

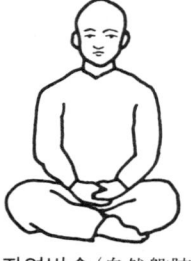
자연반슬(自然盤膝)

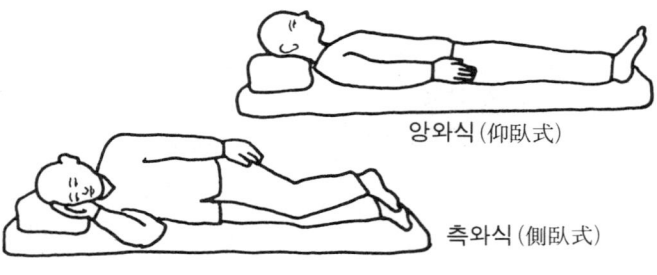
앙와식(仰臥式)

측와식(側臥式)

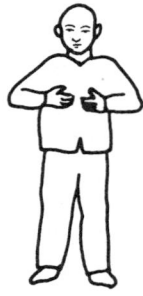
참식(站式)

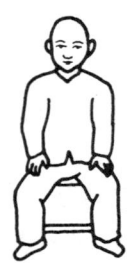
좌식(坐式)

다. 다만 숙달되지 않으면 발이 아프고 저린다. 본격적으로 선도 수행을 하지 않았던 사람에게는 권장하지 않는다.

● 좌식(坐式)

  의자에 앉아서 수행하는 방법이다. 정좌하는 것을 좋아하지 않는 중국인들이 이 자세를 애용하고 있다. 서양식 가옥에서 자란 사람들은 이 좌식(坐式)을 취하면 된다.

● 앙와식(仰臥式)

  침대나 이불 위에서 천정을 보고 누운 자세이다. 베개를 높이 하고 힘을 뺀다. 허약한 사람이나 환자에게 적당한 자세이다.

● 측와식(側臥式)

  옆으로 향하여 눕는다. 한쪽 다리를 다른 한쪽 다리 위에 얹고 밑으로 가는 손은 팔꿈치를 굽히고 머리 밑으로 가지고 간다. 상세한 자세는 그림을 볼것. 몸을 다친 사람에게 적합한 자세이다.

● 참식(站式)

  선 그대로의 자세이다. 발은 어깨 넓이로 열고 손은 뭔가 둥근 것을 잡고 있는 요령으로 자연스럽게 쥐고, 그림과 같은 자세를 취한다. 권법을 하고 있는 사람들에게 적합한 자세이다.

어떤 자세에서도 손은 자유롭게 하되 좋도록 쥐어도 된다. 그러나 너무 강하게 쥐지 않도록 해야 한다. 본격적으로 해보겠다는 사람들을 위해서 선도 특유의 것을 하나 설명해 놓겠다.
　우선 왼손의 손바닥으로 오른손의 손가락의 등을 싼다. 다음에 왼손의 엄지 손가락은 오른손의 손바닥의 한가운데 (勞宮의 穴)에 둔다. 오른손의 엄지 손가락과 인지 손가락은 왼손의 엄지 손가락을 싸는 듯이 잡는다. 이렇게 말하면 혼돈되기 쉽다. 요는 자신의 손과 손이 악수하는 듯이 하면 된다. 그렇게 한 두 손을 배꼽 위에 얹는다.
　다음은 환경이다. 공장 안에서나 사람들의 통행이 많은 곳에서는 당연 적합하지 않다. 기가 분산되고 호흡이 모르는 사이에 문란해진다.
　침실은 좋기는 하지만 부부가 함께 자는 데는 그다지 권장하고 싶지 않다. 간밤의 일이 눈앞에 떠올라 정신 통일이 안된다. 역시 적당한 곳은 보통의 방에서 창문을 닫고 약간 어둡게 하여 하는 것이 이상적이다. 어디까지나 소음이 있어서는 안된다.
　겨울에는 너무 난방을 하지 말아야 한다. 흐르는 땀이 기가 되기도 하고 좋은 기분이 되어 잠이 오기도 한다.
　여름은 선풍기를 사용하지 말아야 한다. 땀이 흐르게 되면 자꾸 체온이 내려가서 감기에 걸릴 우려도 있다. 땀이 나와 견딜 수 없게 되면 창문을 약간 열고 통풍을 좋게 해야 한다.
 냉방은 너무 극단적으로 냉각시키지 않으면 무방하다.
 그리고 자세를 취하고 앉기 전에 꼭 대소변은 봐두어야 한다. 수행중 하복부에 힘이 들어가기 때문에 장의 운동이 자극을 받아 수행 도중에 화장실에 가게 된다.
 일어나서 화장실에 가게 되면 모처럼 집중시킨 기가 분산되어 그 때까지의 수행이 아무것도 되지 않는다. 또 땀이 난다고 해서 손을 움직이거나 가렵다고 해서 긁적거려도 같은 이유로 좋지 않다.
 이전에 내가 천단법을 가르치고 있던 A라고 하는 남자가 있었는데, 그는 땀이 많이 나오는 사람이었다. 그래서 수행 중에 손을 움직여 땀을 닦고 있었는데 언제까지 가도 통일이 되지 않았다. 이런 사람일수록 천단법은 효과가 없다고 한다. 어쩔 수 없는 노릇이다.
 처음에는 땀이 나와 모공(毛孔)이 열려 감기에 걸리기 쉽다. 그것을 예방하기 위하여 털 쉐터나 모포를 어깨에 걸치도록 하면 좋다.
 선도의 호흡법은 심호흡과 흡사하지만 의식으로 콘트롤 하는 점이 다르다.
 그 제1단계는 조식(調息)이라고 하는 호흡법이다. 순식(順式) 호흡이라고도 한다. 하복부의 운동을 수반하고 있으므로 혈행(血行)을 좋게 하며 내장의 움직임을 증강시키는 잇점이 있다.

선도(仙道)의 첫걸음 – 소주천(小周天)

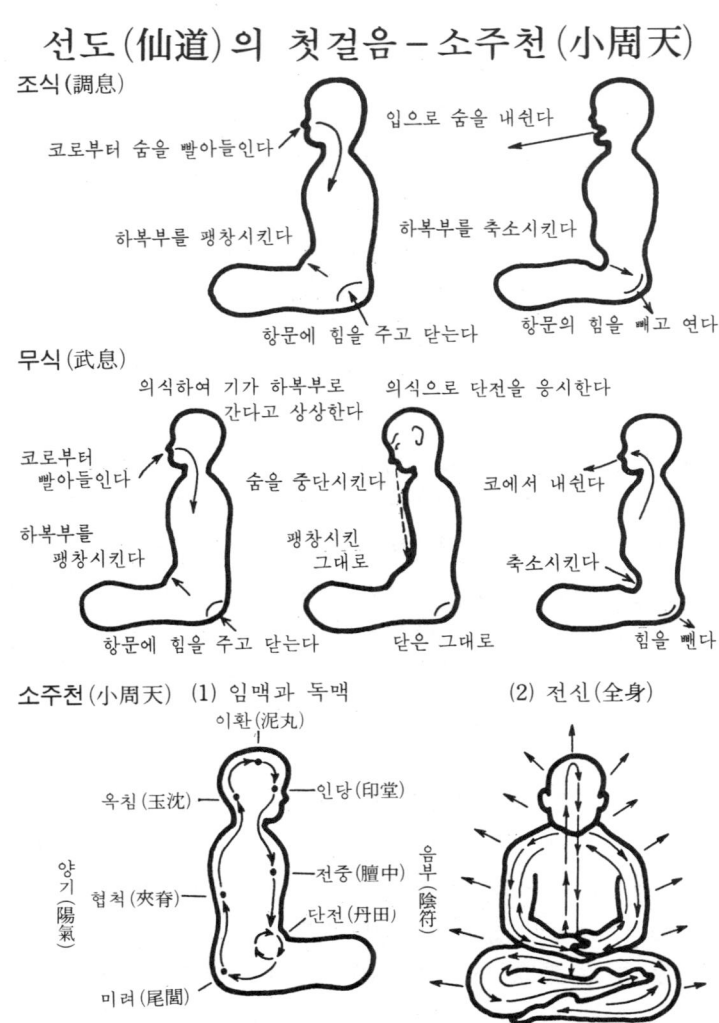

● **조식(調式)**

 우선 하복부를 힘껏 줄여들이면서 몸 속에 있는 탁기(濁気)를 입에서 2～3회 토해낸다.

 그리고나서 흡기(吸気)에 들어가서 먼저 입을 다문다. 코로부터 천천히 숨을 빨아들인다. 그때 꼭 하복부를 팽창시켜가면서 항문에 힘을 주면서 닫는다. 숨을 완전히 빨아들이면 곧 호기(呼気)로 옮긴다.

 호기(呼気)는 준비 호흡처럼 입에서 천천히 숨을 내쉰다. 내쉬면서 하복부를 축소시키면서 항문을 연다.

 이상의 요령(단, 탁기를 토해내는 것은 처음 한 번 뿐)으로 흡기와 호기를 중도에서 끊어지지 않도록 천천히 되풀이해 간다.

 조식(調息)을 하면 숙달되기 전에는 상반신에 힘이 가기 쉬워 등줄기나 명치 부근에 통증을 느끼게 될 때가 있다. 이것을 방치해 놓으면 나쁘기 때문에 어깨의 힘을 빼고 조용한 호흡(앞에서의 調気가 좋다)으로 바꾸는 것이 좋다. 그래도 하복부를 움직이고 있으면 배꼽에서 명치에 걸쳐 상복부에 힘이 들어 가기 때문에 이것을 막기 위하여 평소부터 하복부에 힘을 주는 연습을 해야 한다.

 그 방법으로는 의자나 방바닥에 앉아 상복부와 하복부의 양쪽에 가볍게 손을 대고 하복부만을 팽창시키기도 하고 축소시키기도 하며 연습을 한다. 이 경우에는 호흡은 무시해도 좋다.

손을 대고 있으면 힘이 들어가는지 어떤지를 잘 알 수 있어서 자연히 상복부에 힘이 들어가지 않게 된다. 그래도 안되는 사람은 하복부를 축소시킬 때 힘을 전혀 넣지 않도록 한다(다만 하복부를 팽창시켰다 축소시켰다 한다).

어느 방법을 택해도 숙달되면 무의식 속에 적합한 힘이 들어가게 된다.

조식(調息)을 할 경우 처음에는 흡기·호기를 각각 다섯 개씩 헤아리면서 행하고, 다시 열 개씩, 마지막에는 흡기 열, 호기 열 다섯 정도까지 무리없이 할 수 있게 되면 다음의 무식(武息)에 들어가게 된다.

이 순식호흡에 대하여 빨아들일 때 하복부를 축소시키고, 토할 때 하복부를 팽창시키는 역식(逆式) 호흡이라고 하는 것이 있다.

이 역식은 고혈압이 있는 사람에게 좋기는 하지만 다음의 무식(武息)을 할 경우에는 오히려 좋지 않다. 만일 행한다고 해도 하복부의 단련에만 이용하도록 하고 본격적으로 하지 않도록 해야 한다.

어느 기공(気功) 그룹에서는 이 역식 호흡을 몇 년 동안이나 시킨 결과 하복부가 튀어나와 모두 너구리처럼 되었다고 한다.

● 무식·문식(武息·文息)

무식(武息)은 무화호흡(武火呼吸)이라 하여 선도에서는

문식(文息)·문화호흡(文化呼吸)과 함께 중요한 호흡법이다. 중국 요리에서도 불 조절에 이러한 구별이 있다. 무화(武火)는 강한 불을 말하며 문화(文火)는 약한 불로 요리한다는 것을 말하는 것이다.

  선도에서는 의식을 주고 강하게 호흡하는 것을 무화(武火)라고 하고, 의식없이 하는 평온한 호흡을 문화(文火)라고 한다. 다만 평온한 호흡이라고 해도 평소에 우리가 호흡하고 있는 범식(凡息)과는 다르다.

  범식도 무의식으로 하는 호흡이지만 그 깊이가 얕고 최소한의 폐를 사용하고 있다. 그러나 문식(文息)은 무의식이라 해도 훌륭한 복식(復式) 호흡인 것이다. 하복부가 움직이고 있으며 의식을 주지 않고 있기 때문에 오히려 무의식보다 어렵다고 할 수 있다.

  무의식을 훌륭하게 할 수 있게 되면 호흡에 의식을 주지 않으면 자연히 이 호흡이 되어 간다.

  무식은 흡기·호기와 함께 완전히 조식과 같은 것이지만 정식(停息)이라고 하는 호흡을 중단하는 작용이 들어가 있다. 호흡 이론에서 설명했듯이 흡기를 강하게 하기 위해서이다.

  조식과 중복되지만 무식의 방법을 상세히 설명해 나가겠다.

  처음에 마음껏 하복부를 축소시키고 폐 속에 있는 탁기(濁気)를 2~3회 입으로부터 토해낸다. 그리고는 곧 흡기에 들어간다. 코로부터 숨을 다섯 개를 헤아리며 빨아들이고 그와 함께 하복부를 팽창시키며 항문에 힘을 주며 닫는다.

여기까지는 완전히 조식과 같다. 다른점은 흡기를 의식하여 하복부에 보내도록 하는 것이다(의식을 下丹田에 내린다). 실제로는 공기는 폐에까지 가지 않으나 '기'는 하복부에까지 내려간다.

호흡을 중단하고 하복부·항문의 긴장 상태를 그대로 유지하며 감은 눈으로 단전(丹田)을 응시하는 것이다. 이렇게 응시하는 것을 내시법(內視法)이라고 한다. 동시에 마음 속으로 다섯 개를 헤아린다.

내시법(內視法) 이외에도 귀로 단전의 소리를 듣는 듯이 하는 반청법(返聽法)이라고 하는 것이 있다. 이는 단전에 의식을 주면 되는 것이다. 내시법·반청법 중에 하나만 해도 되며 함께 해도 된다.

정식(停息)으로 다섯 개를 헤아린 다음 숨을 내쉬는 것인데 이것 또한 조식과 같다. 다섯 개를 헤아리면서 하복부를 축소시키고 항문의 힘을 빼고 열면서 코로부터 숨을 내쉰다.

무식을 할 경우, 처음 흡기 5·정기 5·호기 5 정도의 비율로 해나가다가 숙달되면 10·10·10 정도로 해나간다. 앉아 있는 시간은 15~30분 정도가 적당하다.

그러나 빨리 양기를 발생시키고 싶은 사람이나 환자의

치료를 위해서는 한 시간 정도 하는 것이 좋다. 나의 경험으로서는 15·30·20 정도의 비율로 했을 때 가장 양기가 발생했다. 하지만 사람에 따라서 무리가 될른지도 모른다. 또 양기가 쉽게 발생되는 사람은 이렇게 많이 할 필요가 없다. 이러한 일에 대해서는 각자 자신이 생각하여 조절하는 것이 좋다.

조식에서 설명했으나, 무식에서도 하고 있는 동안에 사람에 따라서는 몸의 여기저기가 아파진다. 상반신에 너무 힘을 주었기 때문에 아프다고 하는 것은 연습 미숙의 증거이다. 따라서 더 어깨의 힘을 빼고 연습해 주기 바란다.

이 외에는 병이 있는 장소나 몸이 비틀어진 경우에 통증을 느끼게 되는 것이므로 조금만 참고 나가면 된다. 그래도 아플 때에는 몸의 힘을 뺀 호흡(앞에서 말한 調気)을 얼마동안 하다가 좋아질 때 무식으로 돌아오면 된다. 그리고 의식을 주는 장소는 남자와 여자가 각각 다르다. 이에 대해서는 '의식에 의한 혈(穴) 건강법'에서 설명한다.

그런데 무식에 의해서 양기가 생기게 되면 하복부가 따뜻해진다. 사람에 따라서 느끼는 정도가 가지각색이다. 어떤 사람은 타는 듯이 뜨겁다고 하고, 어떤 사람은 자신도 모르게 따뜻할 정도라고 한다. 그러나 어느 것이나 모두 이 정도로서는 아직도 충분하지 못하며 더욱 빨아들이는 숨이 많도록, 정지시키는 시간을 길게 단전에 강하게 의식을 준다. 이렇게 하면 압력같은 것이 생기고 진동이 생기게 된다.
　사람에 따라서 무엇이 울려오는 느낌이 오기도 하고 무엇인가 뱃속에서 끓는 것같은 느낌이 오기도 한다. 아뭏든 단전에서 넘쳐서 가슴 쪽으로 치밀기도 하고 밑으로 흐르기도 한다. 밑으로 흐르는 것은 순로(順路)이기 때문에 좋기는 하지만 음경에 들어가서 발기를 재촉하여 그대로 사정시켜 버리면 아무런 도움이 되지 않는다.
　또 회음(고환과 엉덩이 사이의 혈(穴))으로 향하여 그대로 다리의 경락에 흘러 들어가 소멸되면 이것 또한 아무 도움이 되지 않는다. 어느 것이나 의식의 콘트롤과 항문을 닫는 힘이 부족했던 것이다. 이것을 방지하기 위해서는 항문을 닫을 때 음경으로부터 뭔가를 빨아올리는 듯한 요령으로 해야 한다. 그렇게 하면 양기가 단전에 돌아오거나 미려(尾閭＝미저골에 있는 혈(穴))에까지 흘러 들어온다.
　이 시기가 소주천(小周天)에 있어서 가장 위험한 시기이다. 성욕이 무조건 강해져서 정(精)을 의미없이 누출시키기 쉽다. 그리고 양기가 발생할 때마다 사정해버리면 수행은 언제나 시작으로 되돌아가게 된다.
　이것을 방지하기 위해서는 성(性)에 자극을 주는 책을 멀리하고 이성(異性)에의 출입은 당분간 금지해야 한다. 원래부터 정력을 증강시키기 위한 것을 목적으로 한 사람이라면 이 단계에서 그만 두어도 된다. 그 대신 더 쾌감을 느낄 수 있는 성감각을 얻는 것과 건강 장수를 단념하지 않으면 안된다. 정(精)의 누출을 방지하기 위하여 의지가 강한 사람은 다음의 사항을 수행해야 한다.

● 고정법(古精法)
　선도에 전해진 바로서는 유정(遺精)을 방지하기 위한 방법으로 매일 취침 전과 일어났을 때에 한 번씩 한다.
　우선 머리를 높이하고 단전(丹田)에 의식을 준다. 두 손의 손바닥을 밑으로 향하게 하고 오른손 손가락을 왼손의 손등에 놓고 왼손의 손바닥으로 배꼽 위를 누른다. 왼쪽부터 오른쪽으로 주무르면서 36회 돌린다. 손을 바꾸어 같은 방향으로 36회 주무른다. 그 후 두 손의 손가락을 약간 세우고 가슴 밑에서부터 하복부의 치골(恥骨)에까지 단전을 중심으로 하여 상·하에 36회 마찰한다(한번 올라갔다 내려오는 것을 1회로 한다). 밑으로 향했을 때 두 손은 비스듬히 세우는 듯이 하고, 손바닥은 비스듬히 밑으로 향하도록 하고 두 손의 엄지 손가락으로 뱃가죽의 위를 누르면서 나간다. 위로 향했을 때는 두 손을 비스듬히 세우는 듯이 하고 손바닥은 비스듬히 밑으로 향하게 하고 두 손의 새끼 손가락으로 뱃가죽의 위를 누르면서 해나간다.
　먼저 밑으로 향하고 다음에 올라가는 것은 사법(瀉法)이며, 먼저 위로 가고 다음에 밑으로 가는 것은 보법(補法)의 작용이 있다.
　이것이 끝나면 고환을 두 손으로 싸고 음낭 위에 있는

두 개의 들어간 곳을 누르는 듯이 한다. 그리고는 피부 표면을 마찰한다.

처음은 왼쪽, 다음에 오른쪽. 이것을 1회로 하고 81회를 한다. 이 방법은 음경에 양기가 흘러 들어가기 쉬운 사람의 경우이며 이 외의 사람은 다음 단계로 간다.

● 소주천(小周天)

양기가 미려(尾閭)까지 흐르는 사람은 일단 제 1 단계는 합격이다. 아직도 여기에까지 양기가 미치지 않은 사람은 의식으로 회음(会陰)으로 당겨온다. 꼭 항문을 닫고 상·하의 이를 서로 물게 하고 혀를 입 천정에 붙일 것. 이렇게 해서 미려에 의식을 집중시킨다.

양기가 여기에 왔을 때 뜨거운 물같은 것이 가느다란 관(管)을 통해서 지나가는 듯한 느낌이 온다. 그 느낌이 없으면 아직도 양기 부족, 또는 의식을 집중시키지 않았기 때문이다. 다시 단전에 양기를 발생시키지 않으면 안된다.

그런데 미려(尾閭)에 의식을 집중시키고 무식(武息)을 하고 있으면 여기에 진동이 일어난다. 이것은 막혀 있던 규(窺=関門)가 열린 것으로 이 뜨거운 '기'는 허리 부분에 있는 명문(命門)이나, 약간 위에 있는 협척(夾脊)이라고 하는 규(窺)에 흘러 간다. 마치 모세관 현상으로 따뜻한 물이 가느다란 관 속으로 올라가는 느낌이다.

여기가 제 2 의 관문이며 양기가 약한 사람은 이 이상 올

선도의 첫걸음 — 소주천(小周天) 223

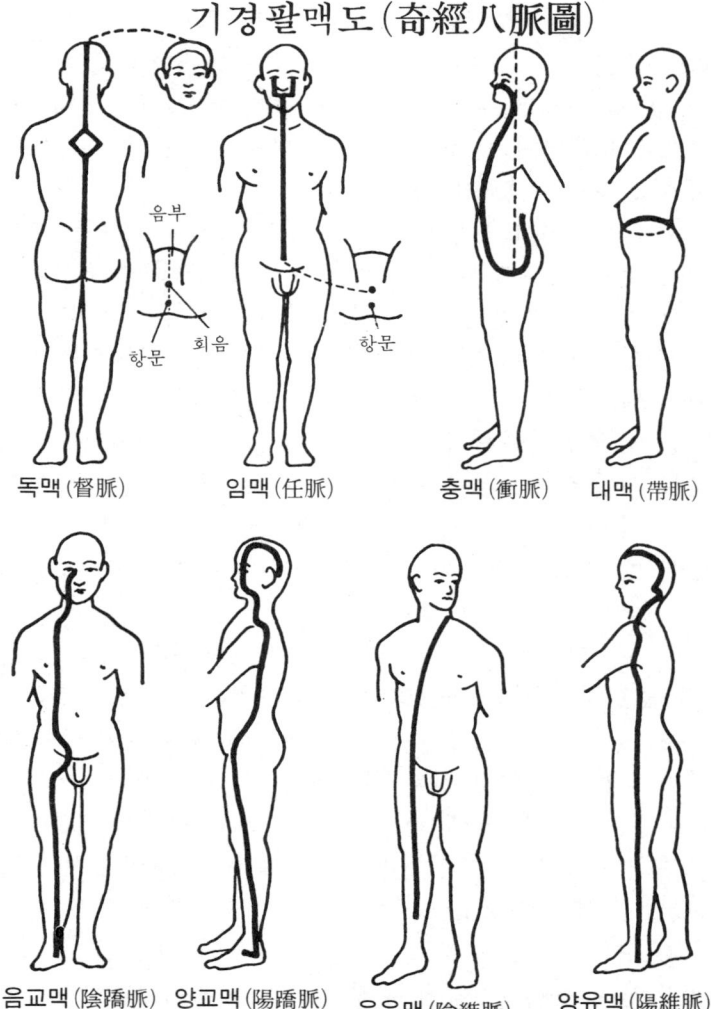

기경팔맥도(奇經八脈圖)

라가지 않는다. 거기서 여기와 단전의 두 곳에 의식을 주어 흡기(들숨) 20 · 정기(멈춤) 30 · 호기(날숨) 10의 비율로 무식을 수행하여 하복부에 힘을 넣는다. 진동이 일어나면 여기도 통과한 증거가 된다.

  사람에 따라서 진동이 없는 상태로 양기가 여기를 통과하는 일이 있다. 이러한 사람은 아직도 완전히 규(竅)가 막혀 있지 않기 때문이다. 어느 쪽이나 여기가 통하면 배골(背骨) 위의 피부의 부분이 일직선으로 뜨거워지는 느낌이 온다.

  등 전체가 따뜻해지고 겨울에 야외 벤치에서 자도 차가운 느낌이 없다. 양기가 부족한 사람은 약간 따뜻한 정도의 느낌이 올 뿐이지만 배골(背骨) 위에 가느다란 관이 있어 그 속으로 액체가 통하는 느낌만은 고통으로 느껴진다.

  다음은 양기는 목 뒤의 약간 들어간 부분에 있는 옥침(玉沈)이라고 하는 규(竅=침구의 亞門의 穴)에서 걸리게 된다. 여기는 단전에서 멀기 때문에 건강한 사람이라도 양기가 약해지고 약간 통과하기 어렵다.

  아뭏든 요령은 앞에서와 같으며 열심히 무식을 하고 있으면 갑자기 양기가 통하게 된다. 그 때 진동이 있는 사람도 있고 없는 사람도 있으나 머리 정상의 밑에 있는 니환(泥丸)이라고 하는 데로 들어가기 때문에 머리 뒤에 뜨거운 느낌이 온다. 사람에 따라서 강하게 느껴질른지도 모른다. 하지만 하나 하나 관문이 열려 온 사람의 경우 니환(泥丸)에 들어가도 그것이 그렇게 심한 느낌은 없다.
 그런데 젊은 사람이나 정력이 너무 많은 사람의 경우는 그렇게 되지 않는다. 미려(尾閭)에서 니환(泥丸)에까지 양기가 한숨에 올라간다. 어떤 소리와 함께 뭔가 불기둥 같은 것이 등골을 빠져나가 꽝 하는 느낌과 함께 니환에 들어간다. 눈앞에 어떤 빛이 나고 현기증이 일어난다. 사람에 따라서는 실신할 때도 있다. 이렇게 말하면 무서워지고 소주천 같은 것은 할 수 있겠는가 하는 사람도 있을런지 모른다. 그러나 그렇게까지 걱정할 필요는 없다. 얼마동안 있으면 그 양기가 안정되어 간다.
 오히려 이러한 사람보다 제일 위험한 것은 빨리 양기를 올릴려고 초조해 하는 사람이다. 의식이 안정되지 않으면 호흡이 안정되지 않는다. 이러한 사람의 양기가 일시에 올라가면 그 열로 머리를 상하게 한다.
 양기가 부족한 사람이 무리하여 올리게 되면 좋지 않다. 사기(邪気)나 허화(虛火=몸 속에 있는 병적인 열)가 올라가서 머리가 터지는 듯하고 만성 두통을 앓게 된다.
 천단법(天丹法)을 할 경우 어떤 일이 있어도 의식과 양기를 병행시켜 올라가도록 해야 한다.
 니환(泥丸)까지 양기가 올라가면 무식(武息)을 중단하고 문식(文息)으로 바꾸어 니환을 의식한다. 이것은 온양(温養)이라고 한다. 온양을 얼마동안 하고 있으면 뜨거운

기는 시원한 기로 변한다. 머리가 산뜻해지고 기억력이 좋아진다.

선도에서는 여기까지의 수행을 진양화(進陽火)라고 한다. 양기가 독맥(督脈)에 완전히 통한 단계이다.

다음은 이 시원한 느낌으로 변한 양기를 이마 부분에서 임맥(任脈)에 통하게 하여 단전(丹田)으로 향해서 내려 보낸다.

빨아들이는 숨을 짧게, 토하는 숨을 길게 한다. 흡기10·정기10·호기20 정도의 무식이 좋다. 만일 좀처럼 내려갈 것 같지 않으면 정기를 빼고 흡기와 호기만으로 하여도 된다.

이 양기는 우선 미간에 있는 인당(印堂)이라고 하는 규(竅)에 걸리게 된다. 그 때 양기의 흐름은 마치 개미가 기는 듯한 느낌이 온다. 여기를 빠져나가게 되면 전중(檀中)에까지 쑥 양기가 흘러 가지만 힘이 약하면 턱이나 목 부분에서 그치게 된다.

이것은 양기 부족이 원인이며 단전에 의식을 가하여 더 양기를 발생시키도록 해야 한다.

전중(檀中)에까지 가게 되면 여기에서도 얼마동안 온양(溫養)을 한다. 그 뒤에는 황정(黃庭)이라고 하는 규(竅)를 통과시키면 단전(丹田)에 양기가 돌아가게 된다. 단전에 돌아오면 양기는 원래의 뜨거운 '기'로 변한다. 이 단계를 퇴음부(退陰付)라고 한다. 그리고 진양화(進陽火)·

퇴음부(退陰付)를 합하여 소주천(小周天)이라고 한다. 양기가 몸 속으로 일주한 상태이다. 또 기를 돌리는 것을 하차(河車)를 돌린다고도 한다.

　허진충의 말에 의하면 제자들 중에서 제일 빠른 사람이 2일 간으로 이 소주천을 할 수 있게 되었다고 했다. 보통 사람은 평균 1개월~3개월. 나의 경우에는 2개월 정도 걸렸다.

　양기가 임맥과 독맥에 통하게 되면 그 후에는 날마다 돌게 하면 된다. 그 요령은 우선 마음에 맞는 자세를 취하고 가볍게 눈을 감고 조용히 호흡한다. 문식(文息)을 이용하는 것이 제일 좋으나 잘되지 않으면 호흡에 가볍게 의식을 주고 반문식으로 한다.

　우선 단전(丹田)에 의식을 고정시키고 그대로 얼마동안 조용한 상태를 유지한다. 다음에 흡기·정기·호기를 같은 길이의 무식(武息)으로 옮겨 가고 양기를 발생시킨다.

　발생하면 흡장(吸長)과 호단(呼短)의 무식으로 바꾸어 독맥에 따라 명문(命門)이나 협척(夾脊)에 가지고 간다. 여기서 문식(文息)으로 바꾸어 5분정도 온양(溫養)을 한다. 다시 무식으로 양기를 니환(泥丸)에까지 올리고 여기서 10분~15분동안 온양한다.

　그리고 나서 호장(呼長)·흡단(吸短)의 무식으로 바꾸어 양기를 전중(檀中)에 가도록 하고 5분 정도 온양을 한다. 그리고 마지막으로 단전(丹田)에 돌아가게 하여 10분

~15분의 온양을 하고 수행을 마친다.

마쳤다고 해서 곧 일어나서는 안된다. 이것은 갑자기 움직이면 지금 막 함축시킨 양기가 다시 움직이기 시작하기 때문이다. 먼저 얼굴을 마찰시키거나 하여 조용히 일어나는 것이 무방하고 안전하다.

바쁜 사람은 온양의 시간을 줄이거나 니환과 단전만으로 수행하여도 좋다.

처음에는 무식을 하기 위해 열심이여서 의식이 그다지 헐어지는 일은 없으나 어느 정도 숙달되면 공상이나 망상이 떠오르게 된다. 이렇게 된 것을 방치해 놓으면 양기가 헐어지게 된다. 이것을 방지하기 위해서는 상·하의 치아를 서로 물게 하면 좋다. 이것은 잠이 올 때 해도 좋다.

소주천(小周天)을 할 수 있게 되면 전신의 '기'가 정비되어 허약하거나 병을 자주 앓게 되는 사람은 차츰 건강한 몸이 되고 원래부터 건강한 사람은 거의 병을 얻는 일이 없다. 설혹 병을 얻는다해도 가벼운 경우에는 약을 먹지 않아도 호흡과 의식만으로도 완치시킬 수가 있다.

● **전신주천(全身周天)**

독맥과 임맥에 완전히 양기를 순환시킬 수 있게 되면 다음은 다른 기경(奇經)에 통하게 하도록 한다. 자연히 통하는 사람도 있으나 보통 사람은 연습하지 않으면 무리다.

제일 쉬운 것은 소주천(小周天) 후 회음(會陰)에서 발바닥의 장심에 있는 용천(湧泉)의 혈(穴)에 양기를 보내는 일이다. 그리고 나서는 음유(陰維)와 양유(陽維)를 사용하여 니환(泥丸)에까지 올려도 되고 충맥(衝脈)을 통해서 니환에 통하도록 해도 좋다.

일단 음교(陰蹻)·양교(陽蹻)·독맥(督脈)·양유(陽維)·음유(陰維)·충맥(衝脈)·대맥(帶脈)·임맥(任脈)의 순서로 양기를 순환시키는 것이 올바른 방법으로 되어 있다. 그러나 특별히 그에 구애될 필요는 없다. 만일 좀처럼 다른 육기경(六奇經)에 통하지 않게 되면 단전이 아니라도 전중(膻中)이나 인당(印堂)에 의식을 주도록 하면 된다.

「인시자정좌양생법(因是子靜座養生法)」가운데서 저자 인시자가 단전에 의식을 집중시키고 있는 동안은 다른 육기경(六奇經)에 양기가 통하지 않았으나 전중(膻中)에 집중시킬려고 하자 겨우 통하게 되었다고 쓰여져 있었다.

기경팔맥(奇經八脈)에 양기를 자유로이 흐르게 하면 전신에 '기'가 넘치고 타인이 지니고 있는 '기'의 존재도 알게 된다. 사람에 따라서는 이 단계를 '대주천(大周天)'이라고 하지만 진정한 대주천은 양기가 원기로 변하여 충맥(衝脈)을 뚫고 나가 천지의 기와 이어지는 상태를 말한다.

양기가 전신을 순환하고 있는 상태만으로는 아직도 소주천의 계속이며 대주천이라고는 할 수가 없다.

기경팔맥이 통하게 되면 이제는 무식을 사용할 필요가

없다. 호흡은 문식으로 하고 의식만으로 '기'를 순환시킬 수 있다. 이 양기는 차츰 단련이 되면 소약(小藥) 이라고 하는 것으로 변하게 되지만 누구나 그렇게 되는 것은 아니다. 사람에 따라서는 이 전신주천(全身周天) 그대로 불로장수를 하게 된다.

  소약은 암과 같은 난치병도 완치시킬 수 있는 힘이 있으나 전신주천을 할 수 있는 사람도 양기를 십이정경(十二正經)에 흐르게 하여 의식을 환부에 집중시키면 그 열로 병을 고친다. 소약은 다분히 초능력적인 것으로 신중국의 기공요법에서는 반드시 중요시하고 있지 않다.

만병치료의 약—소약(小藥)

 소주천(小周天)을 할 수 있게 된 후에 단전(丹田)과 니환(泥丸)의 두 곳에 오랫동안 온양(溫養)을 하고 있으면 양기는 압력을 가지게 된다. 얼마 후는 싹싹한 느낌으로부터 끈적끈적한 느낌으로 변한다.
 니환에서 온양하고 있으면 양기가 침으로 변하는데 차츰 단맛을 나타나게 한다. 코에서는 향기를 느낄 수 있게 된다. 어느 쪽이 먼저라고 할 수는 없다. 사람에 따라서는 그 한쪽만 그렇게 되는 경우도 있다.
 차츰 하반신에 강한 압력을 느끼게 된다. 희미한 빛이 보이고 다시 의식을 집중시키면 그 빛이 작아지고 확실하게 보인다. 마치 그 빛은 압력과 함께 배꼽 주위를 천천히 돌게 되고 그 느낌은 말려 들어가는 듯하다.
 마치 섹스의 사정 때처럼 느껴진다. 그러나 그보다 훨씬 강렬하다. 전신이 황홀해지고 최고의 쾌락에 달한다. 이 단계에 이르게 되면 호흡은 문식에서 진식(眞息)이라고 하는 상태로 변하게 된다.
 진식이란 코와 입으로 호흡하지 않고 피부를 비롯하여 온 몸으로 숨을 쉬는 것을 말한다. 보통이라면 아무리 연습해도 할 수 없는 호흡이며 무리를 하게 되면 질식한다. 그런데도 방치해 놓아도 '기'가 단련되면 자연히 그렇게 할 수 있게 된다.

압력을 가진 기는 빠른 힘으로 회전을 시작하여 마지막에는 주먹 정도의 크기로 굳어진다. 이것이 소약(小藥)이다. 선도에서는 이 단계를 채약(採藥)이라고 부르고 있다.

소약이 되면 이것을 소주천(小周天)에서 했던 것처럼 독맥에 통하게 하여 니환에 올리고 임맥에서 내린다. 양기는 체액의 흐름을 느끼게 되지만 소약은 둥근 고체가 굴러가는 느낌을 준다.

이 소약은 양기의 에센스로서 의식을 주면 일종의 방사선을 발생한다. 암 등의 난치병이라 해도 이것을 환부로 가지고 가서 의식을 주면 완치된다.

꼭 전신에 기가 돌아가지 않으면 소약이 되지 않는 것은 아니다. 임맥과 독맥의 두 맥만 순환시켜도 채약(採藥)을 할 수 있는 사람도 있다.

어느 것이나 개인의 차에 있는 것이다. 절대로 이렇게 하지 않으면 안된다든지, 또는 '나는 안된다'라고 생각해서는 안된다. 꾸준히 해나가면 그 사람 나름대로의 불로장수를 달성할 수가 있는 것이다.

그러나 소주천에 있어서나 소약에 있어서나 의식 방법에 대해서 주의해야 할 필요가 있다. 초조감을 가지거나 의혹을 가지거나 하면 안된다. 그런 의식 상태에서 행하면 꼭 환상의 양기가 돌고 환상의 소약이 생긴다. 공차(空車)라 하여 생명의 근원인 양기가 함유되어 있지 않아 몸이 쇠약해지기도 하고 병을 얻게 되기도 한다.

무심(無心)과 무욕(無欲), 이것을 지켜주기 바란다. 틀림없이 양기가 돌게 된다.

본서는 입문서(入門書)이기 때문에 채약에서 마치기로 한다.

제7장

의식으로 기(気)를 움직인다

방중술(房中術)에서 직접 채기법(採氣法)으로 • *236*
의식에 의한 혈(穴) 건강법 • *244*

방중술(房中術)에서
직접 채기법(採気法)으로

 천단법(天丹法)의 응용으로서 인단법이 자연으로부터 직접 '기'를 취하는 '직접 채기법(採気法)'에 대해서 약간 설명해 본다. 인단법을 방중술이라고도 하는데 약간 섹스의 역사를 알고 있는 사람이라면 이것을 듣게 되면 크게 기뻐할 것이다. 그러나 앞에서도 말했듯이 서투른 사람이 방중술을 사용하면 잘 되지 않는 것은 뻔하다.
 여기서 말하는 '서투르다' 하는 것은 섹스가 서투르다 하는 것이 아니며 '기'를 잡는데 서투르다고 하는 의미이다. 역시 제일 좋은 방법은 천단법을 마스터하여 '기'를 느낄 수 있게 된 후에 이 인단법을 하는 방법이다.
 그렇다고 해서 소주천(小周天)을 할 수 없으면 절대 무리라고 하는 것도 아니다. 양기의 흐름을 감각으로서 알게 되면 방중술의 가능은 충분하다. 그러나 그 열쇠는 무식(武息)과 의식의 집중에 있기 때문에 이것도 섹스와 함께 열심히 해주기 바란다.
 그런데 젊은 여자를 데리고 와서 기교에 의해 느끼게 될 때까지의 설명을 하려면 그것 만으로도 한 권의 책이 되기 때문에 여기서는 앞에서 말한 진호인(秦浩人) 선인의 「중국 선도 방중술 입문」을 읽고 연구해 주기 바란다.
　여기서는 여자로부터 양기를 취할 때의 의식과 '기'의 사용법을 설명하고, 다시 직접 채기법과의 관계로 이어 나가겠다.
　방중술이라고 하면 곧 여자를 안고 하반신으로부터 양기를 흡수하는 일만을 연상하게 되지만, 그것만이 모두가 아니다. 이 종류의 방중술은 더 정도가 낮은 방법으로서, 취할 수 있는 양기가 고르지가 못하다.
　사실은 건강한 12~13세의 소녀로부터 원기라도 취할 수 있다면 또 몰라도, 어쨌든 어느정도 섹스에 숙달하고 양기가 넘치고 있는 여자라면 17~18세가 되었다고 해도 그다지 좋은 양기를 취할 수는 없다. 만일 건강한 상태라면 탁기(濁気)까지 흡수하게 된다. 그래도 정말 방중술에 능한 선인은 탁기와 양기를 분리하여 취할 수 있다. 그러나 이것은 초보자로서는 무리다.
　선도의 방중술은 수행자의 정도에 응하는 몇 가지의 방법이 있다. 그 제1은 정(精)으로부터 흡수하는 방법으로 섹스를 하고 양기를 흡수하는 이른 바 일반적으로 말하는 방중술이다.
　제2가 '기'로부터 취하는 방법으로 특히 나체가 되어 안을 필요가 없다. 상대의 손이나 몸으로부터 직접 흡수한다. 약간 고도의 방법으로 의식과 기의 흐름을 응용한다.

제 3은 신(神)을 흡수하는 방법으로 의식만으로 사용하며 상대의 양기를 취한다. 전혀 몸을 접촉할 필요가 없다. 그러나 상대가 이쪽에 대해서 강한 애정을 느끼고 있지 않으면 무리다. 이 방법은 상당히 어렵다. 선도를 마스터한 사람이 아니면 안된다. 이 책에서는 제 1의 방법과 제 2의 방법에 대해서만 설명한다.

몸을 접촉하여 양기를 흡수하는 방법은 직접 상대의 여자 몸 속으로 자신의 것을 넣기 때문에 간단한 것처럼 생각되지만 실제는 대단한 노력이 필요하다.

이 정(精)으로부터 양기를 취하는 방법에는 단수법(単修法)과 쌍수법(双修法)의 두 방법이 있다. 단수법은 상대로부터 일방적으로 양기를 취하는 방법으로서 많은 양기를 얻을 수가 있다. 더구나 상대가 젊고 정력이 과잉한 상태에 있는 상대라면 이 방법을 사용하면 좋다.

그러나 상대가 임신을 한 경험이 있는 여자나 정력이 없는 여자의 경우에 너무 이 방법을 사용하게 되면 양기가 더욱 더 부족한 상태가 되어 병을 얻거나 결국에는 죽게 될 경우가 있다.

이에 대해서 쌍수법(双修法)은 남녀 서로가 양기를 취하기 때문에 부부로서는 좋다. 그러나 단수법에 비하여 흡수할 수 있는 양기는 적다. 그 대신 상대에게 손해를 주는 일은 없다. 애처가에게는 좋은 방법이다.

그런데 단수법의 경우 절대로 상대보다 먼저 일을 마쳐

서는 안된다. 먼저 방사하면 이쪽의 양기는 일방적으로 빼앗기고 만다. 이렇게 된다면 넣고 나서 수초 이내에 발사하는 쪽이 낫다. 상대의 양기를 흡수하지 못하는 대신 자신의 것도 거의 빼앗기지 않는다. 제일 나쁜 것은 얼마동안 참고 있다가 이쪽에서 정신적으로도 절정감에 도달한 때이다. 여성의 경우에도 이와 같다. 이러할 때는 일종의 무의식 상태가 되어 양기가 몸에서 누출하기 쉽다.

그래서 상대의 기를 잡을려고 생각한다면 자신은 냉정해야 한다. 머리 속에서 수를 헤아리기도 하고 천정을 응시하는 것도 좋다. 이러한 것은 「중국 선도 방중술 입문」에 상세하게 설명되어 있기 때문에 이 이상 설명을 생략한다.

여기서 강요하고 싶은 것은 상대의 여성으로부터 양기를 흡수할 때의 의식의 사용법이다. 가장 좋은 방법은 음경 끝에 의식을 주고 그 의식으로 여성의 양기를 당기는 것이다.

그 때 자신의 항문에 힘을 주어 닫는다. 그리고 음경도 약간 빼는 듯이 한다. 그렇게 하면 '기'의 흐름을 아는 사람은 「쑥―」하고 뜨거운 양기가 흘러들어 오는 것을 느끼게 된다.

소주천(小周天)을 할 수 있는 사람은 그대로 독맥에 양기를 통하게 하고 니환에 올리면 된다. 아직도 미숙하고 '기'의 흐름을 알 수가 없는 사람은 꽉 고환에 힘을 넣어 흡수한 양기가 새어 나가지 않도록 한다. 그리고는 자신의 탁정(濁精)을 내는데 꼭 스트레이트로 내지 말아야 한다.
  음경이 깜짝 깜짝 경련하면 거기서 그치고 흘러내지 않는다. 이것을 방중술에서는 '공(功)'이라고 한다. 최저 2공(功)이상 하지 않으면 안된다고 되어 있다. '공'이 많으면 많을수록 자신의 양기가 나가지 않는다. 나올려고 하는 것을 두세 번 참아도 된다.
  또 방중술은 서로의 의식 상태도 중요하며 여성이 남성을 사랑하고 있으면 있을수록 많은 양기를 흡수할 수가 있다. 의미없는 무―드나 퇴폐 무우드로서는 그다지 양기를 흡수할 수 없으므로 주의할 것.
  다음은 교합(交合)하지 않고 양기를 흡수하는 방법에 대해서 설명하겠다. 이것을 할 때는 나체가 되어도 좋고 옷을 입고 있어도 좋다. 서로가 나체가 된 쪽이 흥분되기 때문에 양기의 발생이 커지겠지만 별로 그렇게 하지 않아도 무방하다.
  우선 여성의 양손의 손바닥을 위를 향하게 하고 평행으로 남자쪽에 내민다. 남성은 손등을 위를 향하게 하여 여성의 손바닥(掌底의 부분이 제일 좋다)에 1~3센티 떨어지게 하여 겹친다. 동시에 여성에게 손바닥에 의식을 주도록 한다. 남성도 자신의 손바닥에 의식을 주어 상대의 '기'를 당겨들인다.
  '기'를 알 수 있는 경우에는 쑥 쑥 하는 느낌이 오면서 양기가 자신의 몸 속으로 흘러 들어온다. 숙달되면 손 뿐만 아니라 기가 새어 나오기 쉬운 장소라면 혀, 유방, 음부 등 어디에서도 기를 잡을 수 있다. 양기를 흡수하면서 섹스하면 보통 섹스보다 몇 배나 강한 자극을 느끼게 된다.

이렇게 손바닥으로부터 양기를 흡수하는 방법은 이성에 대해서 뿐만 아니라 젊고 원기있는 동성에게 사용해도 된다. 역으로 자신의 양기가 너무 많을때 남에게 줄 수도 있다. 의식으로 보내면 상대에게 양기가 흘러 들어간다.

이것을 응용하면 자연계로부터 '기'를 흡수할 수가 있다. 정원의 나무나 태양광선, 전기의 콘센트 등은 가장 가까운 곳에 있고 또 흡수하기에도 쉽다. 그러나 이 단계까지 오면은 '기'를 느낄 수 없는 사람은 할 수가 없다.

그런데 그 '기'의 채취 방법에 있어서 양기의 흐름을 아는 사람은 나무에 손을 가리면 된다. 강한 자기(磁気) 같은 것이 나오고 있는 것을 알게 된다. 채취할 때는 나무 앞에 서거나 앉거나 하여 의식으로 그 '기'를 자신에게 향하여 당겨 넣으면 된다.

숙달되기 전에는 손으로 가린 채로, 숙달되면 손을 사용하지 않고 몸 전체로부터 그 '기'를 흡수하면 된다. 태양광선이나 소켓의 경우도 역시 같은 방법으로 할 수 있다.

이렇게 할 수 있게 되면 지단(地丹=食餌) 같은 것은 무시해도 된다. 그러나 이 단계에서는 의식을 계속 주고 있지 않으면 '기'의 흐름은 정지되고 만다. 무의식 중에 자연계의 기가 흘러 들어오게 하려면 더 높은 단계로 올라

가지 않으면 안된다. 이 장(章)에서는 신(神)에 의해서 양기를 흡수하는 방법을 설명하지 않았으나 이에 대한 응용이라고 생각하면 된다.

이 자연채기법(自然採気法)을 할 수 있게 되면 손으로부터 양기를 내어 환자를 완치시킬 수가 있다. 일종의 손바닥 요법이다. 그러나 일본의 신들린 사람의 손바닥 요법과는 다르다. 일본의 손바닥 요법은 '기'에 대해서 알지도 못하면서 하고 있기 때문에 정신적으로 치유되었는지, '기'의 힘으로 치유되었는지 확실히 알 수가 없다.

이 손바닥을 사용하는 치료법도 참고로서만 설명하겠다. 그 이론은 중국 의학과 같은 것이다. 상대가 허증이나 한증일 때는 보법(補法)을 이용하고 이쪽의 양기를 상대의 환부로 보낸다. 실증과 열증일 때는 사법(瀉法)으로 손으로 대어 이쪽의 손 안으로 상대의 사기(邪気)를 끌어내는 듯한 의식을 준다.

그러나 허증의 병을 고칠 때는 이쪽의 '기'를 빼앗기어 손이 몹시 차가와진다. 그래서 한 번에 오래 동안 계속할 수가 없다. 그친 후에도 양기가 과잉되어 있는 사람으로부터 양기를 흡수하거나, 햇빛, 전기 등에서 보충하지 않으면 안된다.

실증이나 열증의 병을 고칠 경우에는 상대의 사기(邪気)를 흡수하게 되면 이쪽 손이 저리고 무거워진다. 치료를 마친 후에는 꼭 의식으로 사기를 공중에 발산시켜야 한다.

' 기를 알지 못하면' 하고 묻는 사람도 있을 것이다. 그런데 이 손바닥 요법은 누구나 할 수 있다. 저자는 처음 선도를 수행하지 않으면 무리라고 생각하고 있었으나 여러 사람의 손을 조사해본 결과 크고 작은 '기'가 나와 있는 것을 발견할 수가 있었다.

약하다는 것과 의식하고 있지 않아 모르고 있다는 것뿐이다. 그 사람의 정력과 밀접한 관계가 있으며 건강한 사람은 강하고 환자는 거의 나타나지 않는다. 보통 사람이 손바닥 요법을 할 때의 요령은 손바닥에 의식을 주는 일이다. 그렇게 하면 양기가 집중되어 그 사람 나름대로 능력에 응하여 손바닥 요법을 할 수 있다. 이것은 인간이 본래부터 가지고 있는 생명 에네르기에 의한 치료법이다. 이것을 자각하여 많이 사용해 주기 바란다.

또 하나의 흥미있는 일을 말한다면 이 기는 기 뿐만 아니라 몸 전체에서 나오는 것이며 마치 요가에서 말하는 오오러와 비슷한 형을 하고 있다. 내가 두 손으로 상대의 몸에서 나오고 있는 기에 접촉하고 있으면 그 반사하고 있는 가장자리에서 대전(帶電)할 때와 같은 감촉을 느끼게 된다. 그리고 그것이 층(層)이 되어 몸 전체를 덮어 온다.

의식에 의한 혈(穴) 건강법

　지단(地丹)에 의한 식이요법(食餌療法), 천단(天丹)에 의한 호흡각병법(呼吸却病法)을 소개해 왔으나, '기'뿐만 아니라 신(神)도 병을 고치는데 도움이 된다. 흔히 병(病)은 기(気)에서부터라고 하듯이 대부분의 병은 주로 기의 움직임이 약화되었을 때 걸리기 쉽다.
　여기서 말하는 기는 넓은 의미에서의 기로서 양기라고 하기보다는 신의 움직임을 말하는 것이다. 그렇다고 해서 이 책은 정신 의학이나 초능력의 책이 아니므로 염력(念力)이나 정신력에 의한 병의 치료같은 것은 취급하지 않는다. 어디까지나 중국 의학의 범위 내에서 신(神)을 응용한 각병법(却病法)을 설명해 나가겠다. 이 의식에 의한 혈(穴) 건강법은 천단법의 일부이며 본래라면 외부로부터 자극을 주는 혈(穴)에 의식이라고 하는 내부로부터의 자극을 주는 독특한 건강법이다.
　천단법에서는 의식을 주는 곳을 편의상, 단전(丹田)으로 하였으나 그 사람의 체질, 증상 등에 의해 바꾸는 것이 효과가 있다.
　보통 단전(丹田)이라고 하는 경우는 하단전(下丹田)을

말하며, 장소로서는 배꼽 밑 두 치, 몸의 중심보다 약간 앞에 있다. 또 다른 설에 의하면 배꼽으로 부터 들어간 부분이라고도 한다.

일반 사람은 여기에 의식을 주어 무식(武息)을 하면 되지만 거기에 의식을 주어도 양기가 발생하지 않는 사람이나 환자는 장소를 바꾸는 것이 좋다. 그 장소를 대충 소개하겠다.

● 상단전(上丹田)

인당(印堂)이라고 하는 혈(穴)로서 눈썹 사이에 있다. 여기에 의식을 집중시키고 있으면 머리의 움직임을 좋게 하고 기억력을 증진시킨다. 노이로제가 있어서 좀처럼 의식을 정리하지 못하는 사람은 여기에 의식을 주고 있으면 통일시킬 수 있게 된다. 그러나 '기'가 집중하면 혈(血)로 집중되어 고혈압이나 머리에 염증성 질환이 있는 사람은 이 규(窺)를 피하는 것이 좋다.

● 중단전(中丹田)

전중(檀中)이라고 하는 혈(穴)이며 명치 위, 좌우의 유두의 중간점에 있다. 심장 쇠약, 심기 무력(心肌無力), 원기감퇴, 간장이나 비장에 병이 있는 사람은 여기에 의식을 집중하고 있으면 병을 고칠 수가 있다.

● 하단전(下丹田)

보통 사람들이 의식을 주는 장소이며 상반신에 화(火=熱)가 올라 초조하고 불면증에 있는 사람, 언제나 하반신이 차고 설사를 하는 사람에게 좋다. 보정작용(補精作用)도 하기 때문에 정력 부족에 좋다.

● 전단전(前丹田)

기해(気海)라고 하는 혈(穴)이다. 배꼽 밑 한 치 반쯤에 있다. 만성 위장병이나 기혈(気血)의 흐름에 장해가 있는 사람은 여기에 의식을 집중시키면 효과를 본다.

● 후단전(後丹田)

명문(命門)이라고 하는 혈(血)이다. 배꼽의 정후면인 허리부분에 있다. 신허(腎虛)의 사람이나 몸이 찬 사람에게 효과가 있다. 정력부족에 대한 혈(穴)이지만 고혈압의 사람은 피하는 것이 좋다. 의식의 집중에 의해 발생한 열이 그대로 머리로 올라간다.

● 회음(会陰)

고환과 항문의 사이에 있는 혈(穴)이다. 병상에 오래동안 있었던 사람이나 노인 등, 정력이 고갈되어 있을 경우 여기에 의식을 집중하면 좋다. 그러나 건강한 사람은 여기에 의식을 집중시키면 성욕이 과잉해진다. 그러므로 피하는 것이 좋다.

● 용천(湧泉)

발바닥의 장심 위에 있다. 노이로제나 머리에 피가 오르기 쉬운 사람이 용천에 의식을 집중시키면 적합하다. 이 혈(穴)은 상반신의 열을 제거시키는 작용이 있을 뿐만 아니라 장해를 받은 신기(腎気)를 원상복구시키는 힘도 있다. 그러나 저혈압의 사람은 머리의 피가 내려오게 되기 때문에 여기에 의식을 주는 것을 피하는 것이 좋다. 이 용천에서 만일 양기가 발생하면 그대로 발의 경락을 통하여 명문(命門)까지도 가고 니환(泥丸)에 올려보내도 된다.

● 대돈 · 은백(大敦 · 隱白)

엄지발가락에는 간경(肝経)의 대돈(大敦)과 비경(脾経)의 은백(隱白)이라고 하는 혈(穴)이 있다. 간장이나 비장(脾臟)에 열이 있는 사람은 여기에 의식을 주고 있으면 어느 새 완치된다.

이것들의 혈(穴)은 치료에 이용할 때는 꼭 문식(文息)으로 할 것.

● 여성의 의식집중법

여성이 천단법을 할 경우, 하단전 대신에 기해 · 관원(배꼽 밑 세 치)의 두 곳에 동시에 의식을 집중시킬 것. 회

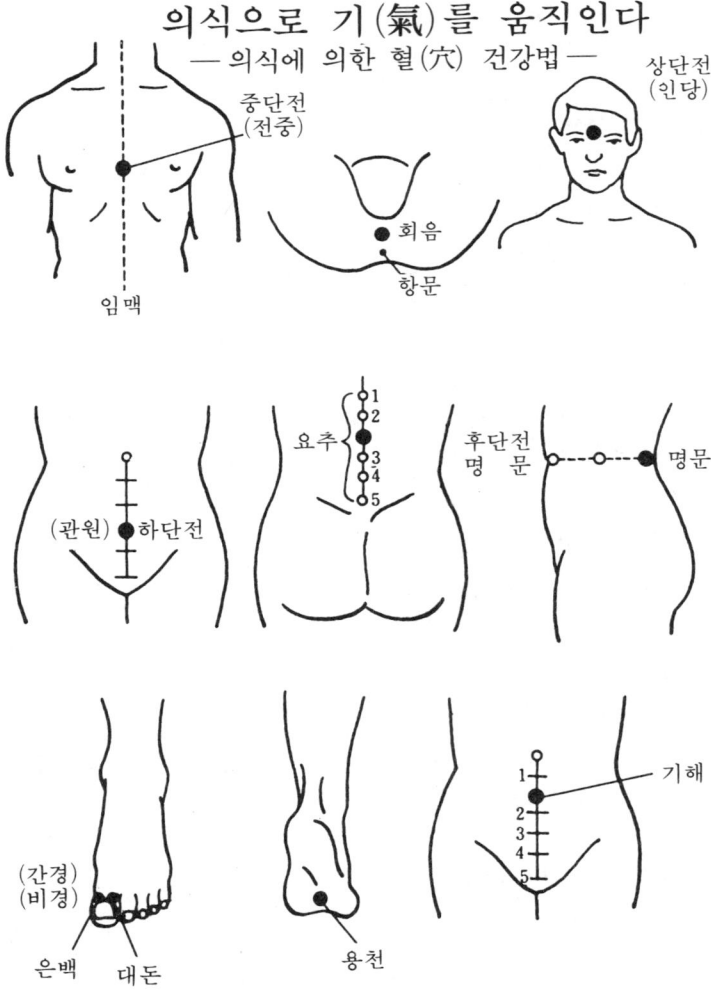

음에 의식을 주는 쪽이 좋은 사람(노인・정력부족의 여성)은 자궁입구에 의식을 주면 좋다.

　회음은　기，자궁은 피에 관계가 깊은 장소이다. 즉 남자는 기, 여자는 피를 콘트롤한다는 점이 다르다.

　내가 이전에 대만에서 한방을 공부하며 다닐 때 죽동(竹東)의 오대조전(五代祖伝)의 한방의사 유철호씨로부터 '남자는 신(腎), 여자는 자궁을 고치면 된다. 다른 병이라해도 이 두 가지를 조제하여 넣으면 간단하게 고칠 수 있다'고 하던 말을 기억하고 있다.

　이것은 곧 선도의 남자는 '기'를, 여자는 '피'를 콘트롤한다고 하는 수행법과 일치한다.

　그리고 여성의 경우 천단법(天丹法)을 수행할 때　하복부에 힘을 넣을 필요가 전혀 없다.

　조용히 앉아서 안정된 마음으로 수만 헤아리면서　문식(文息)을 하고 있으면 되는 것이다.

　이상 설명한 장소 이외에 전중(檀中)에 의식을　집중시키는 방법도 있으나 이것은 멘스가 없어지고 또 유방도 가라앉게 되므로 진정으로 선인이 되고자 하는 사람　외에는 하지 않는 것이 좋을 것이다.

제8장

정신 수련이야말로 선인(仙人)에의 길

매일의 정신 수련 • *252*
감정의 발산 훈련 • *257*
이성(理性)을 키우는 훈련 — 의식의 강화법 • *261*
염(念 — 생각)은 인생을 바꾼다 • *267*

매일의 정신수련

　매일, 천단법을 수행하고 있으면 육체 뿐만 아니라 정신적으로 강화되어 간다. 천단법을 마친 뒤의 기분은 상쾌하며, 뭔가 깨달은 듯한 기분이 된다.
　밤중에 수련한 사람은 그대로 잠들게 되면 편안한 잠을 잘 수 있고, 이튿날에 일어났을 때의 기분은 말할 수 없이 산뜻하다. 아침에 수련하는 사람은 그것을 마쳤을 때 그 산뜻한 기분 그대로 학교나 회사에 나갈 수 있다.
　그러나 두 시간이 지나고 세 시간이 지나면 차츰 효과가 없어져 간다. 거기다 세상은 그렇게 날마다 평온한 일만은 있지 않다. 상사로부터 꾸지람을 듣게 되고, 친구들의 놀림을 받기도 하고, 마음이 상할 때가 한두 번이 아니다. 이러할 때는 안정되어 있어야 할 마음은 산산이 흩어지고 때로는 그림자도 남기지 않고 사라져 갈 때도 있다. 날마다 열심히 천단법으로 양기를 모은다해도 이래서는 아무 효력이 없다.
　그렇지 않아도 지금의 세상은 바쁜데다 복잡하다. 옛날 선인들이 살아 있을 때의 시대와는 전혀 다른 시대에 살고 있는 것이다.

아침부터 밤까지 미친 듯이 소음이 울려오고 공기는 가는 곳마다 배기가스로 오염되어 있다. 길을 가도 교통 지옥으로 한시도 마음을 안정시킬 수가 없고, 누구나 바쁜 속에서 스트레스로 반 미치광이가 되어 있는 것처럼 보인다. 이런 사람들은 사소한 일에도 광폭해진다. 음식 역시 종류나 수량은 풍부하지만 언제 중독될른지 알 수 없다는 생각이 머리 속에서 떠나지 않는다.

옛날에 이런 환경을 억지로라도 찾아본다면 그것은 전쟁하는 그 때쯤일 것이다.

오늘날의 사람들은 몸이 단련되어 있지 않는 데다가 날마다 전투 상태에 있기 때문에 걱정하지 않을 수가 없다. 다만 일상 생활을 하고 있는 것만으로도 기(気)와 신(神)이 소모된다. 정력같은 것은 아무리 노력해도 될 리가 없다.

그렇다고 해서 그것을 방지하기 위하여 하루종일 정신통일을 하고 있다가는 다른 일은 아무것도 하지 못한다. 직장을 가진 사람은 굶어죽고 말 것이다.

그래서 일상 생활을 보내면서도 사소한 일에 기가 분산되지 않도록 정신 훈련을 병용할 필요가 있게 된다.

흔히 선도의 책에서는 정신의 훈련법으로서 과도한 욕심을 가지지 말라, 묵묵히 말하지 말라, 눈을 반만 뜨고 '기'를 유출시키지 말라는 등 지금 곧 성인군자가 되지 않으면 안된다느니, 이런 말만 하고 있으나 이것은 약간

불교적인 사고 방식이다. 도교(道教)는 그렇게까지 초세상
적은 아니다.
 장차 높은 지경에 육체가 미치게 되면 자연 그렇게 되지
만 그다지 수행이 진전되지 않을 때 그런 위선적인 것을
해도 '기'가 감퇴되는 것을 조금도 방지할 수가 없다.
 가령 방지할 수 있다고 해도 이번에는 넘치는 정신 에
네르기가 어디로 향하게 될른지 뻔한 일이다. 파계적인 옛
날의 불교 스님처럼 밖으로 향하게 된다면 그래도 좋은 쪽
이지만 안으로 향하게 되면(자제하는 것) 꼭 심신증이나
노이로제를 일으키게 된다.
 선도의 정신단련은 초보 동안은 그러한 폐해를 피하기
위하여 감정의 발산을 이용하거나 역으로 이성을 경계하여
기(気)나 신(神)의 안정을 물리적으로 도모하려고 하고
있다.
 다만 감정과 이성밖에 이용하지 않는다면 평범한 사람들
의 정신 훈련과 아무것도 다를 것이 없다. 그래서 선도에
서는 이것을 일본도가사상(一本道家思想)이라고 하는 심봉
(芯棒)을 넣어 독자적인 형태를 만들어내고 있다.
 도가사상(道家思想)이라고 해도 좋다. 여러가지 사고 방
식을 포함하고 있어서 하나 하나 설명해 간다면 한 권의
책을 만들어도 부족하다.
 그러나 하나만 공통된 것이 있다. 그것은 사물에 대해서
절대시하지 않는 일이다. 이렇게 말하면 뭐 그런 것이냐

하고 생각하는 사람이 있을런지 모르지만 실제로는 그렇게 간단하지는 않다. 거의 사람들은 자신의 지식이나 경험의 자(尺)로 세상의 일을 재고 있다. 예를 들면 학력, 가문, 사회적인 권위, 외관 등이 그것이다.

이것들은 본래 어느 일부의 사람들이 자신들의 이익을 도모하기 위하여 날조한 허구(虛構)이지만 속세 속에 살고 있는 우리들은 걸려들어가기 마련이다. 현재는 거기에다 매스컴이라고 하는 괴물이 가해져서 세상 사람들을 좋도록 휘몰고 있다.

선인을 목적으로 하고 있는 사람은 우선 이러한 것에 현혹되지 않는 눈을 키워 나가지 않으면 안된다. 그렇게 하기 위해서는 자신이라고 하는 허물을 덮어쓰고 있어서는 안된다. 허물을 찢어 내고 세상의 상식에 도전해 보는 것이다. 머리를 써도 좋고 몸으로 부딪쳐 봐도 좋다.

아뭏든 '저 사람으로서 보는 나는' 또는 '내 입장에서 보는 저 사람은'하는 시시한 비교는 그만 두고 '우주에서 보는 나는'하는 정도로 바꾸어야 한다. 이렇게 되면 남들은 아무 것도 아니다. 그렇게 되고 보면 있는 그대로, 자신이 살고 싶은대로 살게 되는 것이다.

이러한 감정과 이성을 이용한 정신 훈련도 그러한 사고 방식을 뿌리 밑에 대비시키고 있다. 그러나 그것만으로는 종교 단체에서 설교하는 정신적인 훈련과 크게 다를 바가 없다. 선도가 그러한 것과는 결정적으로 다르다고 하는 것은 단순히 감정이나 이성을 마음의 문제 뿐으로 보지 않고 '기'라고 하는 에네르기가 육체에 미치게 하는 물리적인 작용과 밀접한 관계가 있다고 보고 있는 점에 있다.

현실에 눈이나 귀에 들어온 외계의 자극은 그 사람의 뇌에 들어가고, 선입감에 의해 감정의 작용이 변해져서 스트레스로서 경락(経絡)에 흘러 들어간다. 가벼운 것이라면 아무것도 아니지만 강렬한 경우, 오장을 침해하고 병을 일으킨다. 또 사물에 구애되면 강한 감정이 발생하여 '기'의 흐름을 멈추게 한다. 앞에서 설명했듯이 이러한 것을 내인(內因)이라고 한다.

선인이 선입감이나 집착을 버릴려고 노력하는 것은 깨닫는다는 의미에서만은 아니며, 현실의 육체를 지킨다는 의미에서라는 것을 알게 될 것이다.

여기에서는 감정을 이용한 훈련을 소개한다. 설명에 사용되는 예는 알기 쉽도록 하는 것을 목적으로 하고 있기 때문에 약간 세속적인 것이 있어도 이해해 주기 바란다.

감정의 발산 훈련

 감정이라고 하는 것은 슬픈 것이나 기쁜 것이나 아뭏든 마음 속에 오래 두고 있어서는 안된다. 적당히 발산시키고 적당히 억제해야 한다. 그러나 발산시키기는 간단하지만 억제하는 것은 어렵다. 그래서 잘 해소시킬 수 있는 방법이 요구되는 것이다. 여기서는 발산과 해소를 겨눈 훈련을 설명한다. 억제는 다음의 이성을 키우는 훈련에 의해서 해주기 바란다.

● 직시법(直視法)
 감정을 어느 목표에 집중시키고 싫증이 날 때까지 현실을 끝까지 생각해 본다.
 예를 들면 시험에 낙방했을 때 이 방법을 사용하여 자신의 능력을 직시한다. 시험에 낙방되면 대개의 경우 컨디션이나 운을 생각하게 되는데 정말 실력이 있다면 그런데 그다지 좌우되지 않는다. 실제는 학습의 결과가 나타났는가, 또는 원래부터 능력이 없었는가, 하는 것 중 어느 한 쪽에 속한다. 제일 중요한 것은 자신의 능력의 한계를 확실히 자각할 일이다. 이렇게 말하면 자신에 대해서 혐오감

이 생기지만 그렇다고 해도 자신은 자신이다. 여기서 자신에 대한 자각이 생긴다. 그것을 키워나가는 것이 이 훈련의 목적이다. 시험에 한하지 말고 보다 더 넓게 이 방법을 사용하면 정신이 강인해진다.

● 의념전환법(意念転換法)
　감정을 충돌시키는 대상을 변화시켜 해소시키는 방법이다.
　예를 들면 여자로부터 보이코트를 당했을 때 제일 간단한 해소법은 그 여자네 집의 유리창에 돌이라도 던지는 일이지만, 이러한 극단적인 일을 하고 있으면 언제까지나 선인이 될 수 없다. 그것보다 여자의 사진이라도 가지고 와서 그녀의 결점을 모조리 생각해낸다. 가령 그것이 맞지 않아도 된다. 요는 상대가 싫어지면 되는 것이다. 그래도 부족하면 사진에 주름살을 그리고 몇십 년 후의 모습을 상상해 본다. 거기다 이웃집 아주머니를 견본으로 하면 잘 알게 된다. 어떤 여자도 크게 다른 데가 없다는 것을 실감하게 된다. 그렇게 해도 안되는 경우는 성적 욕구일 것이다. 만일 그렇다면 사창가에라도 가서 마음껏 놀아보면 여자에 대해서 싫증을 느끼게 될 것이다.

● 직접발산법(直接発散法)
　자신의 감정을 모든 대상에 충돌시키는 방법이다.

이것은 간단하다고 하면 간단한 것이다. 다만 일어난 감정을 거기다 부딪치는 것이다. 예를 들면 아름다운 여성이 있으면 적극적으로 따라다니고 술을 마시고 싶으면 마음껏 마신다. 보기 싫은 놈이 있으면 노골적으로 호통을 친다. 스트레스 해소법으로서는 최고이지만 보복을 당할 우려가 있다. 상대를 보고 장래 해가 되지 않도록 해야 한다. 어디까지나 선도의 정신 훈련이라는 것을 잊어서는 안 된다. 너무 지나친 '기'를 발산하는 것이 목적이며 그 외의 경우에는 사용하지 말 것.

● 간접발산법(**間接発散法**)
  감정을 직접 대상에 부딪치게 하지 않고 다른 것에 부딪치게 한다.
  예를 들면 미워하는 상사에 대해서 본인 앞에서 턱없이 또는 지나친 공손을 보인다. 그래도 상대가 부당하게 호통을 치면 참고 집으로 돌아온다. 그리고 아내나 아이들을 상대하는 것이 아니라, 자기방에 들어앉아 공책같은데 마음껏 상사의 추태나 욕을 쓴다. 물론 어떤 취미가 있어서 거기다 몰두할 수 있다면 그렇게까지 할 필요는 없다.

● 발기해소법(**発気解消法**)
  몸 속에 머물고 있는 사기(**邪気**)를 모아 밖으로 향해서 폭발시키는 방법이다.

욕구불만일 때 이것을 이용하면 좋다. 감정의 발산에 도움이 될 뿐만 아니라 단전(丹田)도 단련된다. 발성 기합 훈련(発声気合訓練)이라고 해도 좋다. 넓은 들이나 해변같은데 사람들이 없는 곳을 택하여 혼자 서서 약간 허리를 내린다. 동공(動功)의 마보(馬歩)의 자세로 하복부를 팽창시키기도 하고 축소시키기도 하여 호흡을 조절한다. 처음에는「야ㅡ」하고 소리를 낸다. 꼭 하복부로부터 소리를 낸다. 가슴 위에서 소리를 내면 효과가 없다. 다음은 차츰 소리를 길게 낸다.
"바보!"
"이놈, 바보!"
"내 말을 모르나!"
"나는 누구에게나 지지 않는다!"
5회씩 발성하면 된다.「야ㅡ」이하의 말은 자신이 고안해도 좋다. 아뭏든 몸 속에 있는 불쾌한 '기'를 하복부에 모아 소리와 함께 쫓아내는 것이다.
이상 다섯 개의 감정발산술을 설명했다. 그러나 이것은 임시응변에만 사용할 것. 어디까지나 몸 속의 사기를 발산시키는 것이며, 너무 과도하게 하여 정기까지 소모시켜서는 안된다. 오히려 해가 된다. 그것을 위하여 다음의 이성(理性) 단련을 병행하여 하는 것을 권장한다.

이성을 키우는 훈련—
의식의 강화법

 감정은 노하거나 슬퍼하거나 기뻐하거나 아뭏든 하나의 '기'의 움직임으로서 느낄 수가 있으나 이성(理性)은 감정처럼 확실하게 감각을 느낄 수가 없다. 그럼 이성의 경우 기의 움직임을 수반하지 않은가 하면 그렇지는 않다. 역시 그런대로의 작용을 지니고 있다. 의지(意志)의 힘같은 것은 여기의 최고의 것으로서 육체를 움직이도록 하고 있다.
 그러나 감정에 비하면 작용이 강하지 않으며 감정만큼 종류(五情)가 없다. 그래서 '기'의 단련을 하고 있는 사람에게 있어서 흔히 잊기 쉽지만 신(神)을 단련하는 데는 이만큼 중요한 것이 없다. 감정과 이성, 이 두 개를 확실히 알고 있는 사람은 깨달음이 빠르다. 감정은 사람의 기를 활동시키고, 이성은 안정시킨다. 과도한 활동은 '기'를 분산시키고 너무 이성적이면 '기'가 가라앉는다. 역시 이 두 가지는 서로 적당히 작용하지 않으면 인간의 기는 원활하게 흐르지 않은 모양이다. 일단 여기서는 의식의 움직임을 고조시킴으로써 이성을 키우는 몇 가지의 훈련을 소개한다.

● **묵음기합훈련(默音気合訓練) — 염력집중법(念力集中法)**

　발생기합(発生気合)과 비슷하지만 소리를 내지 않기 때문에 약간 어렵다. 그 대신 일부러 사람이 없는 데를 찾지 않아도 된다.

　숙달되면 주위의 공기를 진동시키고 남의 '기'를 파격하기 때문에 가까이에 사람이 없는 것이 좋다.

　방법은 천단법처럼 정좌(靜座)하고 호흡을 조절한다. 「야—」하고 기합을 내는 것인데 음성은 절대로 내지 않는다. 그리고 꼭 그 기합에 강한 의식을 집중시킨다. 어렵지만 의식 작용이 천단법과는 비교가 되지 않을 정도로 강화된다.

● **신유관(神遊觀)**

　먼저 정좌하여 호흡을 조절한다. 다음은 호흡에 의식을 주지 않고 자기 자신의 의식이 지금 몸에서 나가고 있다고 상상한다.

　언제나처럼 문을 열고 신을 신고 눈에 익은 길을 걸어 역까지 가서 거기서 돌아온다. 그 동안 보이는 경치, 걷고 있는 사람들, 달리는 자동차들에 주의를 기울인다. 집에까지 의식이 되돌아오면 천천히 자신의 몸에 다가가서 쑥 들어가는 것을 상상하고 수행을 마친다.

 그러나 이것은 원기가 단련된 연신(練神—意識体)에 의한 실제의 육체와 이탈된 것이 아니며 가령 숙달되어 현실감을 느끼게 되어도 실제에 있어서는 생각하지 말 것. 진실이라고 생각하면 음(陰)의 기인 유체(幽体)가 빠져나가게 되어 얼마 후에 육체는 음의 기가 차게 되어 병을 얻게 되고 저급령(低級靈)에 잡히게 된다. 어디까지나 의식을 강화시키기 위한 하나의 방법이라는 것을 잊어서는 안된다.

● 내관(內觀)

 이것은 어떤 종교단체에서 하고 있는 참회를 위한 내관(內觀)은 아니다. 그 내관도 교조의 말을 진심으로 믿는 마음을 가지도록 하는데 도움이 되겠지만 선도에서는 사용하지 않는다. 대체로 선인은 성선설(性善說)을 진심으로 믿을만큼 사람이 순하지 않다는 것은 이 책을 읽은 사람이라면 알고 있을 것이다.

 이 방법도 신유관과 비슷한 데가 있다. 다만 육체에서 밖으로 의식이 나가고 있다고 상상하는 것이 아니고 내면에 있는 마음 속을 보는 것이다. 자신의 본심을 볼 수 있으니 다행한 일이다. 이 내관을 해보면 얼마나 자신이 위선에 차 있는가를 알게 된다. 허영, 사치, 술모, 사기, 모두 이 마음에서 나오고 있다. 어떻게 옳은 마음을 가져야 한다고 생각하게 되면 결국 선인이 되지 못한다.   선인이 되려면 선·악이라하는 대립된 견해를 버려야 한다.
　이것을 완전히 버리는 것은 어렵지만 아는 것 만으로는 간단하다. 예를 들면 같은 인간의 선과 악의 순환은 언제나 있는 것이다. 선한 일만 하던 사람이 문득 악을 행하게 되며, 흉악한 살인귀가 벌레의 목숨을 살릴 때도 있다. 세상사는 이런 것이며 절대적인 선인도 없거니와 절대적인 악인도 없는 것이다. 어느 정도의 선과 악은 모두가 다 가지고 있는 것이다. 그런데 천지 우주에서 본다면 인간이 하고 있는 선악은 매우 작은 것이다.
　이것을 처음에 머리에서, 그러는 동안에 '기'의 작용을 이용하여 몸으로 깨닫게 되는 것이다.

● **초월관(超越觀)**
　시간과 공간을 초월하는 방법이다. 그렇다고 해서 지금 존재하고 있는 시간을 무시하고 적당히 나날을 보내는 것은 아니다.
　역시 정좌하여 신유관처럼 의식을 작용시킨다. 다른 점은 시간을 대상으로 하는 점 뿐이다.
　우선 그 날에 만난 사람들의 모습을 모두 생각해 낸다. 동시에 아침에 일어나서 잘 때까지 일어났던 일을 때의 흐름에 맞추어 상세하게 생각해 낸다. 사소한 일은 잊고 있어서 생각해 내는것도 힘들 것이다. 함께 생각해 내도 좋고 나누어 생각해 내도 된다.

숙달되면 1개월 또는 1년으로 넓혀가고 태어나서 지금까지 있었던 일을 순서있게 생각해 낼 수 있도록 한다. 몇 번이라도 계속해 보는 동안에 차츰 상세하게 생각해 낼 수 있게 된다. 의식을 집중시키는데 도움이 되고 기억력도 좋아진다.

마지막에는 더 어렵다. 자신의 경험을 초월하여 인류 역사에 의식을 넓혀 간다. 이것은 자신에게 직접적인 체험이 없기 때문에 그대로 상상할 수가 없다. 그래서 다음의 보조 훈련을 하면 좋다.

㉮ 자기 나라의 역사, 세계의 역사, 지구나 우주의 역사 등의 책을 시리즈로 순서있게 읽는다.

㉯ 읽는 역사책의 국토를 확고히 잡기 위해서 자기 나라나 세계를 혼자서 여행한다(틀린다 해도 단체로는 가지 말 것).

㉰ 역사의 여행 뿐만 아니라 풍속과 습관을 확실히 잡는다. 어느 국가에서 잠시 살면서 원주민과 함께 지낸다. 이렇게 함으로써 자국의 문화와 그 민족의 문화를 상대적으로 볼 수 있게 된다.

㉱ 고서(古書)(최저 3～40년 이전의 것은 안된다)에서 그 시대의 사람이 실제로 가지고 있던 감상문 같은 것을 읽어본다. 모르는 동안에 시대 감각이 희박해진다.

이런 훈련을 하고 있는 동안에 우주속에 있는 크게는 세계와 산하(山河)에서, 작게는 자신의 심신에 이르기까지 하나라도 변하지 않는 것은 없다고 하는 것을 알게 된다. 동시에 근본적으로는 뭐 하나 변하지 않고 있다는 것도 알게 된다. 이것이 머리만 아니고 '기'의 작용에 의해 몸으로 알게 될 때 초월관은 완성된다.

염(念—생각)은 인생을 바꾼다

 선도에 대해서 길게 설명해 왔으나 아직도 그 일부 밖에 소개하고 있는 것이 아닌가 하는 느낌이 든다. 그래도 선도가 진정으로 호소하고 있는 것은 모두 설명한 것이다.
 불로불사의 선인으로부터 설명하기 시작하여 어려운 수행에 대해서도 설명했다. 그러나 누구나 무리를 하여 불로불사가 될 필요는 없다. 왜냐면 선도의 목적은 지금이라고 하는 이 순간을 어떻게 잘 살아가는가에 있기 때문이다.
 옛부터 인간의 주위에는 병이나 정신적인 고민들이 허다하다. 그에 비하여 즐거운 일은 너무나 적다. 술을 마시고 기분을 풀어본다고 해도 순간적인 도피에 불과하다. 어디로 간다고 해도 새로운 고통이 기다리고 있을 뿐이다. 일찌기 이 세상을 하직하고 저 세상을 간다고 해도 그러한 정신으로서는 영원한 평안은 없는 것이다.
 인간은 순간 순간을 즐길 수 있도록 하지 않으면 도저히 이 세상을 살아갈 수가 없다. 즐긴다고 해도 경마, 술, 여자 정도로는 스트레스를 모두 해소시키지 못한다. 보다 깊은 자극을 추구하여 영원히 말려들어갈 뿐이다. 마지막에 얻는 것은 허무일 뿐이다.

진정으로 이 세상을 즐겁게 살아가려면 세상에서 일어나고 있는 일들을 하나 하나 그 이면을 간파하고 블랙·유우머의 자료로 삼는 일이다. 그렇게 하면 신문은 유우머집(集)이 되고 남들의 자만은 희극으로 보인다.
　천지 자연에서 본다면 인간도 기어다니는 벌레와 크게 다를 것이 없다. 인생은 길다고 해도 우주의 시간에서 본다면 향불에 타는 불보다 짧은 시간이다. 미운 놈 싫은 일도 백 년이 지나고 보면 그 형태까지 없어진다.
　중국 5천년의 역사 속에 수많은 왕조가 태어나고 영웅이 태어났다. 그러나 지금 이 세상에 남아 있는 것은 없다. 이름만 허무하게 허공을 울리고 있을 뿐이다.
　그러나 선인은 다르다. 세상의 영고성쇠를 바라보면서 지금도 삶을 계속하고 있다. 그러므로 선도는 절대로 멸망하는 일이 없다.
　최근의 잡지에서 북경의 전진교(全眞教)의 본산 백운관이 문화 대혁명으로 파괴되어 노동자 아파트로 변했다고 하는 기사가 실려 있었다. 그 저자는 도교 학자인지 그 일에 대해서 크게 슬퍼하고 있었다.
　그러나 선도에서 본다면 아무것도 아닌 일이다. 본래 '도(道)'에는 형태가 없기 때문에 물질적으로 없어진다고 해도 없어진 것으로 보지 않는다. 그것보다 오히려 의학 속에 기공법(気功法)으로서 남아 있는 것을 생각하면 기뻐해야 할 일이라고까지 말할 수 있다.

선도의 근본은 '기'의 작용을 아는 데 있다. 천(天)의 기와 지(地)의 기가 서로 바뀐다면 당연히 물질로서 나타나는 형태가 달라진다. 옛날의 옷을 입는 선도가 새로운 옷으로 단장하는 것은 당연한 일이다. 완고한 도교도(道教徒)는 선도에 있어서 오히려 해가 된다.

이 선도에서 말하는 '기'는 천지에 가득 차서 사람의 '기'와 감응(感應)하여 문화를 창조하고 문명을 키운다. 고대로부터 많은 문명이 생기고 또한 많이 멸망했다. 그 속에서도 중국의 문명은 아직도 살아 있다. 이것은 '기'를 학문으로서 완성했기 때문이다.

천지의 기가 사람에게 작용을 준다면 사람의 기도 천지의 기에 작용하게 된다. 이것을 염(念)이라고 하여 물질화한다. 지금의 일본의 번영도 30년 전 초토에 선 사람들의 염(念)이 물질화한 것이다.

많은 사람들의 염(念) 뿐만 아니라 자기 자신의 염도 역시 물질화된다. 그러므로 마음에 악의 염을 계속 안고 지내면 언젠가는 그렇게 되고 만다. 역으로 좋게 되라고 생각하고 있으면 꼭 그것이 물질화된다. 그것을 현대의 심신의학이 '병에 대한 불안이 병을 발생시키고 있다'고 한 것을 보아도 잘 알 수 있다.

그러나 선도에서 말하고 있는 것은 단순한 육체적인 일만은 아니다. 그 사람의 사회적 지위, 재산, 금전, 이성 등 모든 것에 염을 줌으로써 악도 현실화된다. 그리고 그 염은 의식을 줌으로써 발생한다.

　선도가 수명(修命＝유체단련) 뿐만 아니라 수성(修性＝정신단련)에도 힘을 다하는 것은 이러한 이유에서이다. 지금의 세상은 말세라고 사람들은 말하고 있다. 그러나 말세가 된 것은 경제 논리, 물질 논리의 세상이다.

　천지의 기가 문명을 변화시켜 가고 있기 때문이다. 이 커다란 기의 흐름이 새로운 가치를 지닌 시대에 옮겨가고 있을런지도 모르기 때문에 기대하여 기다리는 마음도 필요하지 않을까? 순수하게 천지의 기에 감응(感応)하여 '기'가 미치게 되면 여기에 작용을 가한다. 이것이야말로 도교에서 말하는 도(道)이다. 도를 알게 되면 자유자재가 된다. 여러분도 '기'를 잡고 이 세상을 마음대로 살아보지 않겠는가? 그것을 위해서 선도가, 그리고 이 책이 조금이라도 도움이 된다면 저자는 큰 다행으로 생각한다.

```
     ┌─────┐
     │ 판권 │
     │ 본사 │
     │ 소유 │
     └─────┘
```

神氣치료와 仙道요법

2014년 6월 25일 인쇄
2014년 6월 30일 발행

글쓴이 高藤聡一郎
편역자 이청림
펴낸이 최상일
펴낸곳 태을출판사
주 소 서울특별시 중구 동화동 52-107(동아빌딩내)
전 화 02·2237·5577
팩 스 02·2233·6166
등 록 1973년 1월 10일 제 4-10호

ISBN 978-89-493-0457-1 13170

ⓒ2001, TAE-EUL publishing Co., printed in Korea
* 잘못 만들어진 책은 구입한 곳에서 잘된 책으로 바꾸어 드립니다.

● 주문 및 연락처
우편번호 100-456
서울특별시 중구 동화동 52-107(동아빌딩내)
전화 02·2237·5577 **팩스** 02·2233·6166